A型胃炎的最新见解

日本《胃与肠》编委会　编著
《胃与肠》翻译委员会　译

辽宁科学技术出版社
·沈阳·

Authorized translation from the Japanese Journal, entitled
胃と腸　第54巻　第7号
A型胃炎—最新の知見
ISSN：0536-2180
編集：「胃と腸」編集委員会
協力：早期胃癌研究会
Published by Igaku-Shoin LTD., Tokyo Copyright © 2019

All Rights Reserved. No part of this journal may be reproduced or transmitted in any form or by any means, electronic or mechanical, including photocopying, recording or by any information storage retrieval system, without permission from IGAKU-SHOIN LTD.

Simplified Chinese Characters published by Liaoning Science and Technology Publishing House, Copyright © 2021.

© 2021辽宁科学技术出版社
著作权合同登记号：第06-2019-57号。

版权所有·翻印必究

图书在版编目（CIP）数据

A型胃炎的最新见解/日本《胃与肠》编委会编著；《胃与肠》翻译委员会译. —沈阳：辽宁科学技术出版社，2021.10

ISBN 978-7-5591-2172-1

Ⅰ.①A… Ⅱ.①日… ②胃… Ⅲ.①胃炎—诊疗 Ⅳ.① R573.3

中国版本图书馆CIP数据核字（2021）第 162743 号

出版发行：辽宁科学技术出版社
　　　　　（地址：沈阳市和平区十一纬路25号　邮编：110003）
印　刷　者：辽宁新华印务有限公司
经　销　者：各地新华书店
幅面尺寸：182 mm×257 mm
印　　张：7.5
字　　数：160千字
出版时间：2021 年 10 月第 1 版
印刷时间：2021 年 10 月第 1 次印刷
责任编辑：卢山秀
封面设计：袁　舒
版式设计：袁　舒
责任校对：栗　勇

书　　号：ISBN 978-7-5591-2172-1
定　　价：98.00元

编辑电话：024-23284354
E-mail：lkbjlsx@163.com
邮购热线：024-23284502

《胃与肠》官方微信：15640547725

《胃与肠》编委会 (按五十音图排序)

主编 松本 主之

编者

味冈 洋一	新井 富生	入口 阳介	江崎 干宏	小泽 俊文	小田 丈二
小野 裕之	小山 恒男	海崎 泰治	九屿 亮治	藏原 晃一	小林 广幸
齐藤 裕辅	清水 诚治	菅井 有	竹内 学	田中 信治	长南 明道
长浜 隆司	二村 聪	平泽 大	松田 圭二	八尾 建史	八尾 隆史
山野 泰穗					

专家委员会

主任委员

吕　宾　浙江中医药大学附属第一医院消化内科

委员（按姓氏笔画排序）

丁士刚　北京大学第三医院
王邦茂　天津医科大学总医院消化内科
王良静　浙江大学医学院附属第二医院内科
左秀丽　山东大学齐鲁医院
包海标　浙江中医药大学附属第一医院
杜奕奇　海军军医大学附属长海医院
李景南　北京协和医院消化内科
邹多武　上海交通大学医学院附属瑞金医院
沈锡中　复旦大学附属中山医院
张开光　中国科技大学附属第一医院
张国新　江苏省人民医院
陈卫昌　苏州大学附属第一医院
陈胜良　上海仁济医院消化内科
孟立娜　浙江中医药大学附属第一医院消化内科
侯晓华　华中科技大学同济医学院附属协和医院消化内科
祝　荫　南昌大学附属第一医院
黄智铭　温州医科大学附属第一医院
程向东　浙江省肿瘤医院
戴　宁　浙江大学医学院附属邵逸夫医院消化内科

翻译委员会 (按姓氏笔画排序)

刘国伟　常州壹心医疗门诊部
关宇廷　中国医科大学附属盛京医院 放射治疗室
吴　芩　中国医科大学附属盛京医院呼吸与危重症医学科
吴英良　沈阳药科大学药理教研室
陈熹铭　中国医科大学附属盛京医院实验肿瘤学实验室2
邵　洋　中国医科大学附属盛京医院检验科
赵　晶　浙江中医药大学附属第一医院

目　录

序	自身免疫性胃炎的疾病概念和诊断标准	春间　贤	5
主题	A型胃炎的组织病理学表现	海崎　泰治等	10
	关于A型胃炎的临床特征和血清学表现的研究	镰田　智有等	19
	A型胃炎的图像表现 ——自身免疫性胃炎的胃X线造影表现：多中心回顾性研究	中岛　滋美等	29
	A型胃炎的图像表现 ——以常规内镜表现为中心	丸山　保彦等	44
	A型胃炎的图像表现 ——以放大内镜表现为中心	八木　一芳等	56
	以A型胃炎为背景的胃神经内分泌肿瘤（胃NET）的特征	佐藤　祐一等	65
	合并于A型胃炎的胃癌病例的特征	八板　弘树等	70
札记	自身免疫性胃炎和幽门螺杆菌感染及其与除菌之间的关系	古田　隆久等	80
	胃癌风险分级检诊中的A型胃炎	寺尾　秀一等	86
	内镜检诊中的A型胃炎	青木　利佳等	90
主题病例	幽门螺杆菌除菌疗法后快速进展的自身免疫性胃炎1例	角　直树等	97
	呈假息肉状的A型胃炎1例	小泽　俊文等	102
早期胃癌研讨会病例	需要与肿瘤性病变相鉴别的直肠黏膜脱垂综合征1例	荻原　久美等	107
	编辑后记	藏原　晃一	114

序　A型胃炎的最新见解

自身免疫性胃炎的疾病概念和诊断标准

春间 贤 [1-2]

关键词　自身免疫性胃炎　A型胃炎　恶性贫血　高胃泌素血症　诊断

[1] 川崎医科大学总合医疗センター总合内科2　〒700-8505 冈山市北区中山下2丁目6-1　E-mail：kharuma@med.kawasaki-m.ac.jp
[2] 淳风会医疗诊疗センター

前言

所谓的自身免疫性胃炎（autoimmune gastritis, AIG）是指由于产生对存在于壁细胞的质子泵（H^+/K^+ ATPase）的自身抗体（抗胃壁细胞抗体），使壁细胞遭到破坏而变成无酸，通过负反馈机制而呈现出高胃泌素血症的病态。在形态学上是以胃体部为主的萎缩性胃炎，在胃窦部未见萎缩或仅轻度萎缩，与由幽门螺杆菌（Helicobacter pylori, H.pylori）感染引起的以胃窦部为主、向胃体部扩展的萎缩性胃炎形态表现不同。作为内镜表现，如黑川等所报道的那样，显示出胃体部的高度萎缩，而在胃窦部未见萎缩的所谓的逆萎缩现象。在AIG患者，高比例在血液中见有抗胃壁细胞抗体和抗内因子抗体等自身胃抗体，当引起维生素B_{12}和铁的吸收障碍时，就会引发贫血。将由于AIG而在胃壁细胞产生的内因子的分泌减少，造成维生素B_{12}缺乏，从而引发的巨幼红细胞性贫血称为恶性贫血。

诊断AIG的意义在于，其在成为贫血的原因疾病的同时，由于胃体部的高度萎缩性胃炎，是胃癌发生的高危人群；并且，由于伴有高胃泌素血症，胃神经内分泌细胞瘤（neuroendocrine cell tumor, NET）的并发率较高。Malfertheiner等的研究小组认为，AIG的诊断意义在于对胃NET发生风险的评估，将在胃活检组织中存在有胃体部的肠嗜铬样细胞（enterochromafin-like cell, ECL cell）增生定为诊断标准。另外，AIG还被指出：高比例地合并有甲状腺和胰腺等胃外腺组织的自身免疫性疾病；其他部位的恶性肿瘤的发生率高；虽然是胃的病变，但有必要理解为不是单一脏器病变，而是全身性疾病。

AIG是在恶性贫血发生率高的北欧，尤其是在斯堪的纳维亚（Scandinavia）地区多发的疾病。由于在日本恶性贫血的发生率低，AIG一直被认为是罕见的疾病。然而，最近AIG在日本也受到了关注，我们了解到它绝对不是一种罕见的疾病。其背景是，在采用血清胰蛋白酶原（pepsinogen, PG）和幽门螺杆菌抗体进行胃癌的风险评估（ABC风险评估）的情况下，有时在PG法阳性、幽门螺杆菌抗体阴性的D组中存在相当多的AIG病例。另外，AIG患者，由于胃体部的高度萎缩，胃内pH上升，幽门螺杆菌以外的脲酶产生菌在胃内增加，在通过胃内快速脲酶试验和呼气试验进行幽门螺杆菌感染诊断的情况下呈假阳性，成为反复进行幽门螺杆菌除菌的、所谓"泥沼除菌"的原因。

随着幽门螺杆菌的诊断和治疗的普及，在

胃炎的诊疗方针被确立的过程中，对AIG的关注度正在提高。

AIG的历史

AIG作为疾病被确立的过程，就是恶性贫血的历史本身。在1855年，Addison发现了恶性贫血；在1872年，Biermer首次使用了"进行性恶性贫血"（progressive pernicious anemia）这一病名。此后，在1870年，Fenwick通过剖检胃指出了萎缩性胃炎的存在；在1900年，Faber和Bloch通过将福尔马林注入死后胃内，阻止了组织的自溶化，通过恶性贫血病例的胃组织病理学检查，阐明了以胃体部为主的萎缩性胃炎。此后，在1929年，Castle发现了胃液中存在内因子，进而与抗内因子抗体和抗壁细胞抗体等自身胃抗体的发现相联系，其结果阐明了恶性贫血的原因是自身免疫机制引起的胃炎，即AIG。这期间，恶性贫血和慢性甲状腺炎、1型糖尿病等胃外腺组织的自身免疫疾病的合并病例被报道，也有时通过类固醇给药可见治疗效果，因此怀疑在伴有恶性贫血的胃炎有自身免疫的参与。此后，阐明了抗壁细胞抗体是针对壁细胞中存在的H^+/K^+ ATPase的抗体，通过出生后第3天摘除胸腺，使小鼠发生AIG成为可能，AIG的研究得到了很大的扩展。在19世纪已经指出，伴有AIG的恶性贫血患者胃癌的发病率高；并且，从伴有高胃泌素血症这一点，也明确了AIG是发生胃NET的温床。在笔者等的24例恶性贫血的统计中，合并胃癌的为2例（8.3%）。据报道，在国外大样本病例（AIG 461例）的统计中，胃息肉179例（38.8%），胃腺瘤18例（3.9%），胃NET 46例（10.0%），胃癌11例（2.4%）。

将AIG的定义明确化的是Strickland和Mackay。他们将血中抗壁细胞抗体阳性的胃炎作为A型胃炎、阴性的胃炎作为B型胃炎，阐明了其形态和功能的不同，并对胃炎进行了分类。原本就关注胃炎的自身免疫机制的是Mackay，但Strickland在血中胃泌素的测定成为可能时，着眼于胃泌素值，在A型胃炎的定义中引入了高胃泌素血症，从功能方面将见有抗壁细胞抗体阳性、无酸、高胃泌素血症的疾病定义为A型胃炎，在形态上将见有胃体部的高度萎缩、在胃窦部未见萎缩的疾病定义为A型胃炎。这种Strickland等的A型胃炎、B型胃炎的分类非常明确。以后虽然AIG和A型胃炎一直是被同义使用，但两者之间有微妙的不同之处。AIG意味着是通过自身免疫机制发生胃炎，即使没有发生胃体部的萎缩性胃炎，如果存在抗壁细胞抗体和抗内因子抗体等自身抗体，或者通过组织病理学被证明自身免疫机制的话，就可以诊断为AIG。另一方面，Strickland等的A型胃炎必须是抗壁细胞抗体阳性、胃体部的高度萎缩性胃炎，如果具备无酸、高胃泌素血症等条件，就满足诊断标准。另外，AIG不等于是Strickland等的A型胃炎的理由是，由于在AIG进展、壁细胞完全消失的情况下，抗壁细胞抗体有可能呈阴性，而由于存在抗内因子抗体阳性、抗壁细胞抗体阴性的AIG病例，在AIG的初期胃体部的萎缩性胃炎为轻度，不表现出无酸、高胃泌素血症。另外，进一步补充一点，Strickland等定义的B型胃炎是从胃窦部到胃体部的胃炎，与在日本常见的由幽门螺杆菌感染引起的胃炎一致，并不意味着是十二指肠溃疡的背景黏膜的胃窦部胃炎。因为二者经常被混淆，所以在这里事先写清楚。当读了他们的原文时就会很清楚，有报道明确记载，B型胃炎的胃癌发生率比A型胃炎高4倍。

幽门螺杆菌感染是AIG的原因吗？

关于幽门螺杆菌感染是否为AIG的原因，虽然进行了很多讨论，但仍未得出结论。作为以欧美为中心的肯定派，认为幽门螺杆菌感染在胃体部引起炎症，由于壁细胞被破坏而产生自身抗体，其结果，胃体部的胃炎进一步发展。另外，也有报道指出，幽门螺杆菌和H⁺/K⁺ ATPase是类似抗原；幽门螺杆菌感染呈阳性的AIG病例进行除菌后，胃体部的萎缩性胃炎得到了改善。然而，也有否定的意见，在笔者等经历的伴有AIG的恶性贫血24例的研究中，未见幽门螺杆菌感染者，而在日本以极高比例存在的幽门螺杆菌感染率高的胃体部萎缩性胃炎，则是AIG的发生率低，从这一点来看认为幽门螺杆菌感染起因说是否定的。在Okazaki等的小鼠实验中，当使AIG发病的小鼠感染幽门螺杆菌时，胃体部胃炎得到改善，也有像这样否定幽门螺杆菌感染与AIG的进展有关的实验结果。

在日本，大家正在逐步认识AIG。通过幽门螺杆菌感染者的随访观察或者通过幽门螺杆菌除菌，AIG的发病和恶化将会如何转归，今后这些将是受到关注的问题。

AIG诊断的问题点

抗胃壁细胞抗体和抗内因子抗体等的自身胃抗体的测定、高胃泌素血症的定义，以及血清PG测定和胃活检组织的组织病理学诊断的意义是目前的问题点。尤其是，在恶性贫血和AIG诊断中重要的自身胃抗体的测定尚未被纳入医疗保险条款，抗胃壁细胞抗体和抗内因子抗体的测定方法现在还不能说是充分的等问题。

1. 在AIG的诊断中，自身胃抗体阳性是必需的吗？

由于Strickland和Mackay将血中抗胃壁细胞抗体阳性的分类为A型胃炎、阴性的分类为B型胃炎，因此在A型胃炎的诊断中，抗胃壁细胞抗体阳性是必需的。然而，在日本的伴有AIG的恶性贫血病例的两项研究中，抗壁细胞抗体的阳性率分别为60%和66.7%，并不太高；另外，目前在日本进行的抗壁细胞抗体的测定，是使用患者血清标记大鼠胃的荧光抗体法，未被纳入医疗保险条款。该方法是稀释患者血清，根据目视判定，特别是将分界值（cutoff value）的血清稀释倍数为10倍，有可能含有假阳性病例。关于抗内因子抗体，虽然用放射免疫测定，但也未被纳入医疗保险条款。在日本的恶性贫血病例的研究中，抗内因子抗体的阳性率为55%和79%。

2. 高胃泌素血症的定义

为了诊断AIG，高胃泌素血症是必需的，但尚无高胃泌素血症的明确的定义。以前向国外杂志投稿关于胃的增生息肉的论文时，使用了高胃泌素血症这个词，但是被审稿人指出了高胃泌素血症的定义问题。这个词虽然在消化系统领域经常被使用，但在过去的论文中没有找到明确的定义。其背景可能是：根据测定所使用的试剂盒不同而测定值不同；由于如果有幽门螺杆菌感染或萎缩性胃炎的话，血中胃泌素值升高，所以很难确定正常值。笔者等的研究表明，在胃黏膜没有萎缩和炎症的幽门螺杆菌阴性者，空腹血清胃泌素值为30～100 pg/mL。在以前笔者等对包括幽门螺杆菌感染阳性者和阴性者在内的、在胃无局部性病变的病例的研究中，中值+2SD为245.1 pg/mL，因此将245.1 pg/mL以上定义为高胃泌素血症。但是，因为在AIG患者壁细胞消失，呈无酸状态，因此空腹时胃泌素值显示出显著的增高（多为800 pg/mL以上）。随着AIG的病例不断积累，以500 pg/mL以上定义为高值也许更为妥当。

另外，还有用于测定胃泌素的试剂盒的问题。由于一般在国内使用的检测系统中，用于定量的标准曲线的最高值被设定为800 pg/mL，对于更高值的样品，需要稀释血清后进行测定，因此测定值就变得相当粗略。当阅读来自国外的关于AIG的论文时就会明白，与在日本的测定值有很大不同（一般在欧美测定值较低），有可能因使用的试剂盒不同而测量值不同，而制定国际上统一的高胃泌素血症的诊断标准目前的情况下是困难的。

3. 在AIG诊断中血清PG测定的意义

在AIG的诊断中血清PG的测定是有帮助的，这一点从20世纪50年代开始就被指出。此后，PGⅠ和PGⅡ两者的测定成为可能，成为有用的 AIG 的诊断法。在 AIG 患者，胃体部黏膜高度萎缩，PG Ⅰ 为 25 ng/mL 以下（尤其是如果在 10 ng/mL 以下，可能性更高），因为胃体部黏膜的炎症为轻度，所以通常为 5 ng/mL 左右。

4．组织病理学诊断的意义是什么？

AIG 特有的以胃体部黏膜为主的高度萎缩可以通过内镜表现来诊断，但为了萎缩的确定诊断，还为了评价肠嗜铬样细胞增生（ECL cell hyperplasia）和内分泌细胞微巢（endocrine cell micronest, ECM）的有无，有必要从幽门腺区和胃底腺区取材进行胃活检。活检个数越多，诊断效果越好。但在实际临床中，当考虑到活检的采集、标本的制备，还有其评价所需要的劳力以及活检所引起的偶发症等问题时，最低限度所需要的活检个数是多少、适当的活检部位是哪里等都是一个问题。

根据 Strickland 等的 A 型胃炎的定义，见有抗胃壁细胞抗体阳性、胃泌素血症、无酸、形态上以胃体部为主体的萎缩可被诊断为 AIG。但在胃体部黏膜的炎症方面也见有特征性的变化，不用说胃底腺的高度萎缩、肠上皮化生、假性幽门腺化生，还见有上皮内淋巴细胞浸润、黏膜深部严重的淋巴细胞和浆细胞的浸润、淋巴滤泡形成、胃底腺炎症引起的破坏表现、嗜酸性粒细胞浸润、黏膜肌层的肥厚、胰腺腺泡细胞化生、壁细胞的假性肥大、肠嗜铬样细胞增生及 ECM 等表现。今后，在 AIG 的诊断上需要确立病理学的诊断标准。

结语

AIG 的存在"浮出水面"已经过了 100 多年。过去人们认为，由于在日本幽门螺杆菌感染和萎缩性胃炎的发生率高，但恶性贫血的发生率低，所以 AIG 是罕见的疾病。但是现在明白了，AIG 即使在日本也不是罕见的疾病，而是今后其病态将受到关注的疾病。

参考文献

[1] 竹本忠良, 黒川きみえ. 悪性貧血. 消化管内視鏡診断学大系. 医学書院, pp 207-215, 1976
[2] Rigler LG, Kaplan HS. Pernicious anemia and tumors of the stomach. J Natl Cancer Inst 7:327-332, 1947
[3] Elsborg L, Andersen D, Bastrup-Madsen P. Gastrocamera screening in pernicious anaemia. With special reference to the occurrence of gastric polyps and cancer. Scand J Gastroenterol 8:5-8, 1973
[4] 春間賢, 隅井浩治, 今西幸市, 他. 悪性貧血の合併胃病変とその背景胃粘膜の検討. 日内会誌 77:1393-1398, 1988
[5] Sjöblom SM, Sipponen P, Miettinen M, et al. Gastroscopic screening for gastric carcinoids and carcinoma in pernicious anemia. Endoscopy 20:52-56, 1988
[6] Vannella L, Lahner E, Osborn J, et al. Systematic review: Gastric cancer incidence in pernicious anaemia. Aliment Pharmacol Ther 37:375-382, 2013
[7] Hodges JR, Isaacson P, Wright R. Diffuse enterochromaffin-like (ECL) cell hyperplasia and multiple gastric carcinoids: a complication of pernicious anaemia. Gut 22:237-241, 1981
[8] Borch K, Renvall H, Liedberg G. Gastric endocrine cell hyperplasia and carcinoid tumors in pernicious anemia. Gastroenterology 88:638-648, 1985
[9] Vannella L, Sbrozzi-Vanni A, Lahner E, et al. Development of type I gastric carcinoid in patients with chronic atrophic gastritis. Aliment Pharmacol Ther 33:1361-1369, 2011
[10] Sato Y, Imamura H, Kaizaki Y, et al. Management and clinical outcomes of type I gastric carcinoid patients: retrospective, multicenter study in Japan. Dig Endosc 26:377-384, 2014
[11] Venerito M, Varbanova M, Röhl FW, et al. Oxyntic gastric atrophy in *Helicobacter pylori* gastritis is distinct from autoimmune gastritis. J Clin Pathol 69:677-685, 2016
[12] Neufeld M, Blizzard RM. Polyglandular autoimmune diseases. *In* Pinchera A, Doniach D, Fenzi GF, Baschieri L (eds). Symposium on Autoimmune Aspects of Endocrine Disorders. Academic Press, New York, pp 357-365, 1980
[13] Leshin M. Polyglandular autoimmune syndromes. Am J Med Sci 290:77-88, 1985
[14] Murphy G, Dawsey SM, Engels EA, et al. Cancer risk after pernicious anemia in the US elderly population. Clin Gastroenterol Hepatol 13:2282-2289, 2015
[15] 青木利佳, 春藤讓治, 春間賢. 日本におけるA型胃炎の頻度と特徴. Gastroenterol Endosc 59:S881, 2017
[16] 寺尾秀一, 當銘正友, 久禮泉, 他. D群のほとんどは,「高度の萎縮とI.M.のために *H. pylori* が駆逐された」群ではない. 日ヘリコバクター会誌 14:5-14, 2013
[17] Furuta T, Baba S, Yamade M, et al. High incidence of autoimmune gastritis in patients misdiagnosed with two or more failures of *H. pylori* eradication. Aliment Pharmacol Ther 48:370-377, 2018
[18] Chanarin I. Historical review: a history of pernicious anaemia. Br J Haematol 111:407-415, 2000
[19] Castle WB. The aetiological relationship of achylia gastrica to pernicious anaemia. Proc R Soc Med 22:1214-1216, 1929
[20] Taylor KB, Morton JA. An antibody to Castle's intrinsic factor. Lancet 1(7010):29-30, 1958
[21] Schwartz M. Intrinsic-factor-inhibiting substance in serum of orally treated patients with pernicious anaemia. Lancet 2(7037):61-62, 1958
[22] Jeffries GH, Hoskins DW, Sleisenger MH. Antibody to intrinsic factor in serum from patients with pernicious anemia.

J Clin Invest 41:1106-1115, 1962

[23] Adams JF, Glen AI, Kennedy EH, et al. The histological and secretory changes in the stomach in patients with autoimmunity to gastric parietal cells. Lancet 1(7330):401-403, 1964

[24] Taylor KB, Roitt IM, Doniach D, et al. Autoimmune phenomena in pernicious anaemia: gastric antibodies. Br Med J 2(5316):1347-1352, 1962

[25] Deboer WG, Nairn RC, Maxwell A. Pernicious anaemia autoantibody to gastric parietal cells: Immunofluorescence test with rat stomach. J Clin Pathol 18:456-459, 1965

[26] Jeffries GH, Sleisenger MH. Studies of parietal cell antibody in pernicious anemia. J Clin Invest 44:2021-2028, 1965

[27] Bastenie PA, Neve P. Pernicious anaemia, chronic thyroiditis, and antithyroglobulin antibodies. Lancet 1(7290):1110-1111, 1963

[28] Doniach D, Roitt IM, Taylor KB. Autoimmune phenomena in pernicious anaemia. Serological overlap with thyroiditis, thyrotoxicosis, and systemic lupus erythematosus. Br Med J 1(5342):1374-1379, 1963

[29] Irvine WJ, Clarke BF, Scarth L, et al. Thyroid and gastric autoimmunity in patients with diabetes mellitus. Lancet 2(7665):163-168, 1970

[30] Whittingham S, Mathews JD, Mackay IR, et al. Diabetes mellitus, autoimmunity, and ageing. Lancet 1(7703):763-766, 1971

[31] Frost JW, Goldwein MI. Observations on vitamin B12 absorption in primary pernicious anemia during administration of adrenocortical steroids. N Engl J Med 258(22):1096-1098, 1958

[32] Jeffries GH. Recovery of gastric mucosal structure and function in pernicious anemia during prednisolone therapy. Gastroenterology 48:371-378, 1965

[33] Karlsson FA, Burman P, Lööf L, et al. Major parietal cell antigen in autoimmune gastritis with pernicious anemia is the acid-producing H^+, K^+-adenosine triphosphatase of the stomach. J Clin Invest 81:475-479, 1988

[34] Burman P, Mårdh S, Norberg L, et al. Parietal cell antibodies in pernicious anemia inhibit H^+, K^+-adenosine triphosphatase, the proton pump of the stomach. Gastroenterology 96:1434-1438, 1989

[35] Kojima A, Taguchi O, Nishizuka Y. Experimental production of possible autoimmune gastritis followed by macrocytic anemia in athymic nude mice. Lab Invest 42:387-395, 1980

[36] Tung KS, Smith S, Matzner P, et al. Murine autoimmune oophoritis, epididymoorchitis, and gastritis induced by day 3 thymectomy. Autoantibodies. Am J Pathol 126:303-314, 1987

[37] Bourne WA. Cancer of the stomach in Addison's anaemia. Br Med J 1(4541):92-94, 1948

[38] Park JY, Cornish TC, Lam-Himlin D, et al. Gastric lesions in patients with autoimmune metaplastic atrophic gastritis (AMAG) in a tertiary care setting. Am J Surg Pathol 34:1591-1598, 2010

[39] Strickland RG, Mackay IR. A reappraisal of the nature and significance of chronic atrophic gastritis. Am J Dig Dis 18:426-440, 1973

[40] Mackay IR. Autoimmune serological studies in chronic gastritis and pernicious anaemia. Gut 5:23-26, 1964

[41] Varis O, Valle J, Siurala M. Is *Helicobacter pylori* involved in the pathogenesis of the gastritis characteristic of pernicious anaemia? Comparison between pernicious anaemia relatives and duodenal ulcer relatives. Scand J Gastroenterol 28:705-708, 1993

[42] Pérez-Pérez GI. Role of *Helicobacter pylori* infection in the development of pernicious anemia. Clin Infect Dis 25:1020-1022, 1997

[43] Claeys D, Faller G, Appelmelk BJ, et al. The gastric H^+, K^+-ATPase is a major autoantigen in chronic *Helicobacter pylori* gastritis with body mucosa atrophy. Gastroenterology 115:340-347, 1998

[44] Moran AP, Prendergast MM. Molecular mimicry in *Campylobacter jejuni* and *Helicobacter pylori* lipopolysaccharides: contribution of gastrointestinal infections to autoimmunity. J Autoimmun 16:241-256, 2001

[45] Stolte M, Meier E, Meining A. Cure of autoimmune gastritis by *Helicobacter pylori* eradication in a 21-year-old man. Z Gastroenterol 36:641-643, 1998

[46] Müller H, Rappel S, Wündisch T, et al. Healing of active, non-atrophic autoimmune gastritis by *H. pylori* eradication. Digestion 64:30-39, 2001

[47] Haruma K, Komoto K, Kawaguchi H, et al. Pernicious anemia and *Helicobacter pylori* infection in Japan: evaluation in a country with a high prevalence of infection. Am J Gastroenterol 90:1107-1110, 1995

[48] Okazaki K, Ohana M, Oshima C, et al. Interaction of *Helicobacter pylori*-induced follicular gastritis and autoimmune gastritis in BALB/c mice with post-thymectomy autoimmune gastritis. J Gastroenterol 38:1131-1137, 2003

[49] Ohana M, Okazaki K, Oshima C, et al. Inhibitory effects of *Helicobacter pylori* infection on murine autoimmune gastritis. Gut 52:1102-1110, 2003

[50] 黒川きみえ, 丸山正隆, 渡辺伸一郎, 他. 悪性貧血とその家系の胃粘膜像と胃癌合併に関する検討. Gastroenterol Endosc 23:66-77, 1981

[51] Haruma K, Yoshihara M, Sumii K, et al. Gastric acid secretion, serum pepsinogen I, and serum gastrin in Japanese with gastric hyperplastic polyps or polypoid-type early gastric carcinoma. Scand J Gastroenterol 28:633-637, 1993

[52] Haruma K, Kamada T, Manabe N, et al. Old and new gut hormone, gastrin and acid suppressive therapy. Digestion 97:340-344, 2018

[53] Mirsky A, Futterman P, Kaplan S. Blood plasma pepsinogen. II. The activity of the plasma from normal subjects, patients with duodenal ulcer, and patients with pernicious anemia. J Lab Clin Med 40:188-199, 1952

[54] Bock OA, Arapakis G, Witts LJ, et al. The serum pepsinogen level with special reference to the histology of the gastric mucosa. Gut 4:106-111, 1963

[55] Samloff IM, Varis K, Ihamaki T, et al. Relationships among serum pepsinogen I, serum pepsinogen II, and gastric mucosal histology. A study in relatives of patients with pernicious anemia. Gastroenterology 83:204-209, 1982

[56] Torbenson M, Abraham SC, Boitnott J, et al. Autoimmune gastritis: distinct histological and immunohistochemical findings before complete loss of oxyntic glands. Mod Pathol 15:102-109, 2002

[57] Bettington M, Brown I. Autoimmune gastritis: novel clues to histological diagnosis. Pathology 45:145-149, 2013

[58] Coati I, Fassan M, Farinati F, et al. Autoimmune gastritis: Pathologist's viewpoint. World J Gastroenterol 21:12179-12189, 2015

| 主题 | A型胃炎的最新见解 |

A型胃炎的组织病理学表现

海崎 泰治[1]
青柳 裕之[2]
小上 瑛也[1]
原 季衣
林 宣明[3]

摘要● 为了阐明A型胃炎的组织病理学表现，研究了9例手术及28例施行活检或内镜切除术患者的标本。A型胃炎的组织病理学表现始于以胃底腺区的黏膜深部为主的淋巴细胞、嗜酸性粒细胞浸润引起的壁细胞的破坏或消失；主细胞相对保持，呈假幽门腺化生的形态。当胃底腺消失时，就会被真正的幽门腺化生、肠上皮化生、胰腺腺泡化生所取代。也可见有内分泌细胞增生。另一方面，小凹上皮的萎缩程度较轻，到晚期多表现为囊泡状变化和增生等。在幽门腺区，黏膜的萎缩很少见，但可见黏膜内的纤维肌病的表现，呈现胆汁反流性胃炎的表现的情况也很多。

关键词 A型胃炎　自身免疫性胃炎　组织病理学表现

[1] 福井县立病院病理诊断科　〒910-8526 福井市四ツ井2丁目8-1
　　E-mail : y-kaizaki-4a@pref.fukui.lg.jp
[2] 同　消化器内科
[3] 小松市民病院消化器内科

前言

A型胃炎在病理学上表现为逆萎缩性胃炎，是表达抗壁细胞抗体和抗内因子抗体的自身免疫性胃炎。众所周知，由于壁细胞的破坏而引起高胃泌素血症，发生类癌，显示出与萎缩性胃炎有关，也可能与胃癌的发生密切相关。在日本人的幽门螺杆菌（*Helicobacter pylori, H. pylori*）感染率降低的现在，见有A型胃炎病例的相对增加，是引人注目的疾病。

A型胃炎的诊断方法目前尚无定论，现状是结合自身抗体和特征性的组织病理学表现进行诊断。已知A型胃炎的组织病理学表现有壁细胞的萎缩、肠上皮化生、内分泌细胞微巢以及类癌的多发等，但很难说这些表现囊括了包括病变的初期表现在内的A型胃炎的组织病理学表现。

此次笔者等为了阐明A型胃炎的组织病理学表现，就A型胃炎病例诊断前后的胃活检标本及手术切除标本的组织病理学表现，也包括在时间序列上的变化进行了研究。

对象和方法

以在笔者所在医院所经历的A型胃炎病例的手术切除标本及活检标本为对象。对象病例的A型胃炎的诊断，是见有抗壁细胞抗体或抗内因子抗体阳性，或在切除标本的胃体部见有壁细胞萎缩、肠上皮化生、内分泌细胞微巢多发等表现，但在胃窦部无黏膜萎缩等的A型胃炎的组织病理学表现的病例。为了研究A型胃炎病例在时间序列上的变化，也将被诊断为A型胃炎以前进行活检的标本作为研究对象。

对于各个标本，作为胃内局部的纵轴方向，分为胃体上部（包括胃穹隆部）、胃体中部、胃体下部、胃窦部（包括胃角部）；作为胃壁前后的方向，分为前壁、小弯、后壁、大弯。对取材自各部位的标本，就小凹上皮的萎缩或增生、壁细胞或主细胞或副细胞的萎缩、幽门腺化生、肠上皮化生、黏膜表层及深层的淋巴细胞浸润、中性粒细胞浸润、嗜酸性粒细胞浸润等打分（小凹上皮的萎缩或增生：-3为高度萎缩；0为正常；3为高度增生。其他：0为无；3为高度）。在活检标本，有只取材黏膜表层的情况和只取材肿瘤而不取材背景黏膜的情况等；遇到难以判定的情况，则记为"无法评价"。另外，就黏膜中小凹上皮的比例、胰腺腺泡化生、胃底腺内淋巴细胞浸润的有无和在A型胃炎的内镜诊断中所经历的白球征（white globe appearance，WGA；作为组织学表现为囊泡化腺管）等表现的有无也进行了研究。

在一部分手术标本，为了特定胃体部黏膜的构成细胞，适当地进行了MUC5AC（小凹上皮）、MUC6（副细胞、幽门腺、幽门腺化生）、胃蛋白酶原1（pepsinogen 1）（主细胞）、H^+/K^+ ATPase（壁细胞）、嗜铬粒蛋白A（chromogranin A）（内分泌细胞）的免疫组织化学染色。

结果

1. 病例的特征（表1）

作为对象的A型胃炎患者为37例（手术9例，活检或内镜切除术28例），标本数为326例（手术29标本，内镜切除11标本，活检286标本）。发现A型胃炎时的平均年龄为（60.4±12.6）岁，性别（男：女）为10：27。抗壁细胞抗体为31例呈阳性；判明有无幽门螺杆菌感染的病例为20例，均为阴性；并存的肿瘤类癌为22例，腺癌为6例。

2. A型胃炎黏膜的组织病理学特征（表2）

只将A型胃炎诊断后的标本（267个标本）作为研究对象。

表1 A型胃炎病例的临床特征

病例数	37例（标本数326）
发现时平均年龄	（60.4±12.6）岁
性别（男：女）	10：27
抗壁细胞抗体（+：-：不明）	31：0：6
幽门螺杆菌（+：-：不明）	0：20：17
合并肿瘤（类癌：腺癌：无）*	22：6：10
观察期间	
诊断前	0~19年（平均2.3年）
诊断后	0~22年（平均4.6年）

*：有重复。

（1）胃底腺区

在胃体部腺黏膜区（199标本）的小凹上皮的变化情况是：在胃体部黏膜的黏膜厚度中小凹上皮所占的厚度为52%，相对地发生了固有腺的萎缩（图1a）；但在多数标本（54%）中见有保持腺管密度的小凹上皮的增生，在4例13个标本（7%）中见有增生性息肉样变化（图1b）。

见有胃体部固有腺的壁细胞高度萎缩、壁细胞完全消失的标本占整体的83%。另一方面，主细胞和副细胞的萎缩程度较轻，分别约有80%的细胞残存。在主细胞、副细胞的残存部（壁细胞的消失部），呈现只由细胞质比通常要呈嗜酸性的主细胞（pepsinogen 1阳性，MUC6阴性）构成的假幽门腺化生样形态（图1c~f）。

在固有腺高度萎缩的标本，见有肠上皮化生（在60%的标本中存在）、由真正的幽门腺细胞（pepsinogen 1阴性，MUC6阳性）构成的幽门腺化生（在49%的标本中存在）。胰腺腺泡化生在8个标本（5%）中被发现（图1g）。

炎性细胞浸润以淋巴细胞浸润为主，尤其在黏膜深层严重，在37%的标本中见有以黏膜深层为主的淋巴细胞浸润（图1h）。在见有以黏膜深层为主的淋巴细胞浸润的部位，发现向胃底腺内的淋巴细胞浸润占21%（图1i）。另外，在许多标本（49%）中见有嗜酸性粒细胞浸润，但很少见有中性粒细胞浸润（6%）。

表2 A型胃炎病例的组织病理学表现

胃底腺区（胃体部）	（n=199）	
小凹上皮厚/黏膜厚	52%	（无法评价56）
小凹上皮萎缩/增生 ［（萎缩）-3：-2：-1：0：1：2：3（增生）］	0：6：27：59：85：18：3	（无法评价1）
壁细胞萎缩（0：1：2：3）	5：10：10：125	（无法评价49）
主细胞萎缩（0：1：2：3）	37：59：33：21	（无法评价49）
副细胞萎缩（0：1：2：3）	13：57：47：33	（无法评价49）
肠上皮化生（0：1：2：3）	80：82：27：9	（无法评价1）
幽门腺化生（0：1：2：3）	82：66：13：1	（无法评价37）
黏膜表层淋巴细胞浸润（0：1：2：3）	4：149：42：3	（无法评价1）
黏膜深层淋巴细胞浸润（0：1：2：3）	0：78：57：12	（无法评价52）
中性粒细胞浸润（0：1：2：3）	186：9：3：0	（无法评价1）
嗜酸性粒细胞浸润（0：1：2：3）	101：86：11：0	（无法评价1）
囊泡化腺管（-：+）	169：26	（无法评价4）
胃底腺内淋巴细胞浸润（-：+）	154：41	（无法评价4）
胰腺腺泡化生（-：+）	139：8	（无法评价52）
幽门腺区（幽门胃窦部）	（n=68）	
小凹上皮厚/黏膜厚	42.9%	（无法评价51）
小凹上皮萎缩/增生 ［（萎缩）-3：-2：-1：0：1：2：3（增生）］	2：0：0：19：31：1：1	（无法评价14）
纤维肌炎（-：+）	4：49	（无法评价15）
胆汁反流性胃炎（-：+）	31：29	（无法评价8）

将表现的程度分为0（无）~3（高度）。

在放大内镜表现中，作为WGA被辨识的黏膜表层的囊泡化腺管为13%（**图1j**），在囊泡内见有包含中性粒细胞和黏液的结构物。
（2）幽门腺区

在幽门腺区（68个标本），没有发现幽门腺及小凹上皮的萎缩，但发现黏膜固有层内的纤维肌组织增生（纤维肌病）为92%（**图1k**）。小凹上皮的增生占61%。见有腺管的蛇行和怀疑伴有小凹上皮的幼稚化的胆汁反流的表现占48%（**图1l**）。

3. A型胃炎黏膜不同部位的组织病理学特征

只以A型胃炎诊断后的胃体部标本（199个标本）为研究对象。壁细胞的萎缩（**表3**）在从胃体上部到除去胃体中部的小弯处，在胃体部黏膜整体很明显；主细胞及副细胞的萎缩（**表4**）与壁细胞的萎缩相比为轻度。按部位来看，与壁细胞的萎缩相同，胃上部侧及小弯侧的变化为轻度。

肠上皮化生多见于从胃体下部到胃体中部的前壁、小弯、后壁处（**表5**）。

关于内分泌细胞增生或类癌的有无（**表6**），在胃体下部、胃体中部的小弯处有20%左右存在，但在胃体中部的前后壁存在超过50%。

4. A型胃炎病例的年度推移

以包括A型胃炎诊断之前的标本在内的全部标本为研究对象。将研究的年代分为A型胃炎诊断前、诊断年（0年）、诊断后1~10年、诊断后11年以后。

作为胃底腺部黏膜表现的推移（**图2**），壁细胞的萎缩从诊断前到诊断时进展，之后几乎没有变化。副细胞或主细胞的萎缩在诊断后的1~10年达到高度萎缩，但此后程度变为轻

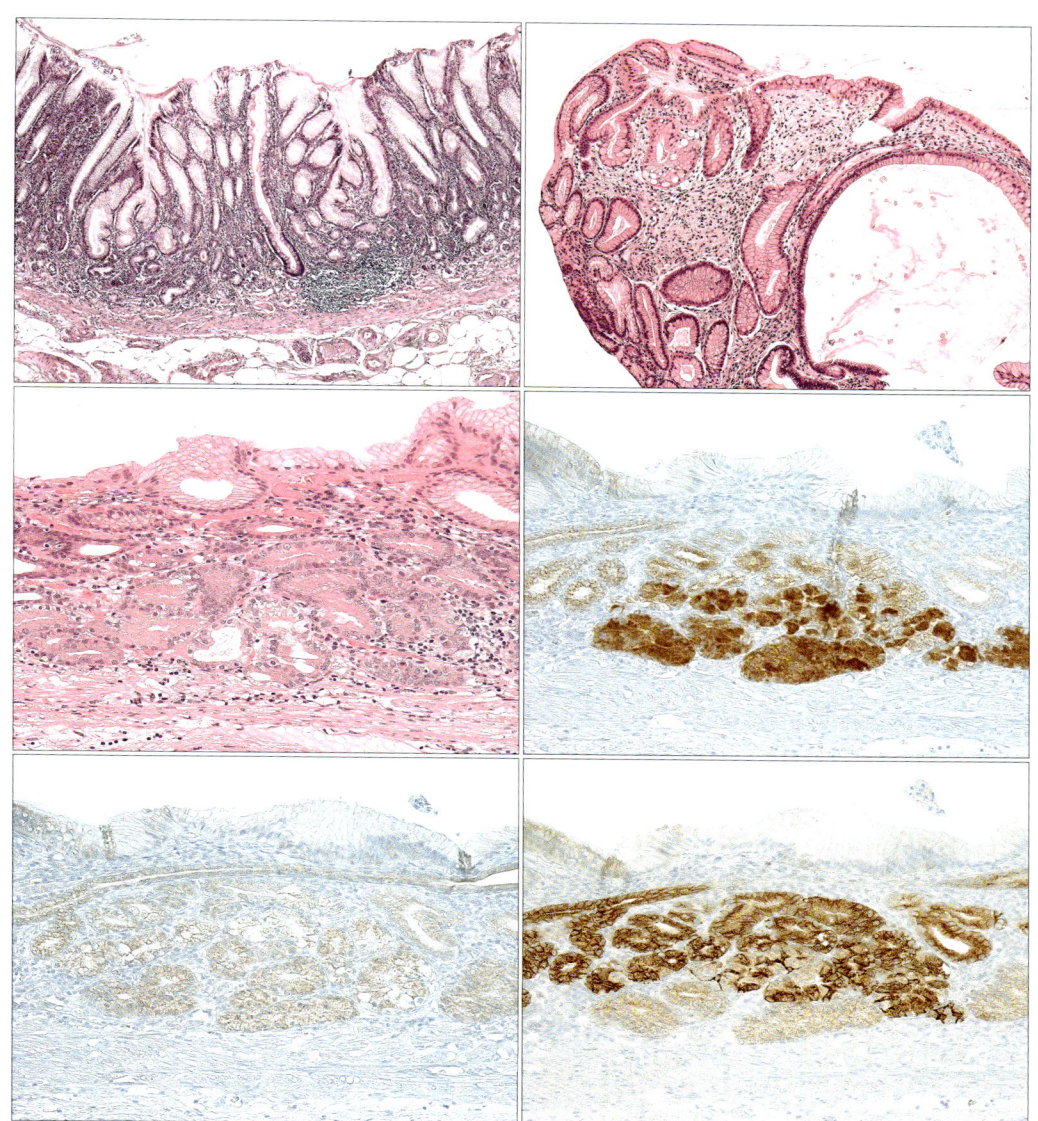

a	b
c	d
e	f

图1 A型胃炎的组织病理学表现。

a 胃底腺萎缩，小凹上皮相对增生。胃底腺高度萎缩，小凹上皮长度的比例相对较高。小凹的密度相对保持。

b 增生性息肉样表现。小凹上皮的增生明显，间质水肿样扩大。

c 壁细胞消失了的胃底腺（HE染色）。胃底腺内的壁细胞完全消失。主细胞具有略嗜酸性的胞体。

d 壁细胞消失了的胃底腺（pepsinogen 1染色）。形成腺的细胞呈pepsinogen 1阳性。构成细胞为主细胞。

e 壁细胞消失了的胃底腺（H^+/K^+ ATPase染色）。形成腺的细胞呈质子泵阴性。在构成细胞中不含壁细胞。

f 壁细胞消失了的胃底腺（MUC6染色）。形成腺的细胞呈MUC6阴性。略浅层的细胞呈MUC6阳性。在深部不含副细胞，在腺颈部有副细胞。可见它并不是真正的幽门腺化生。

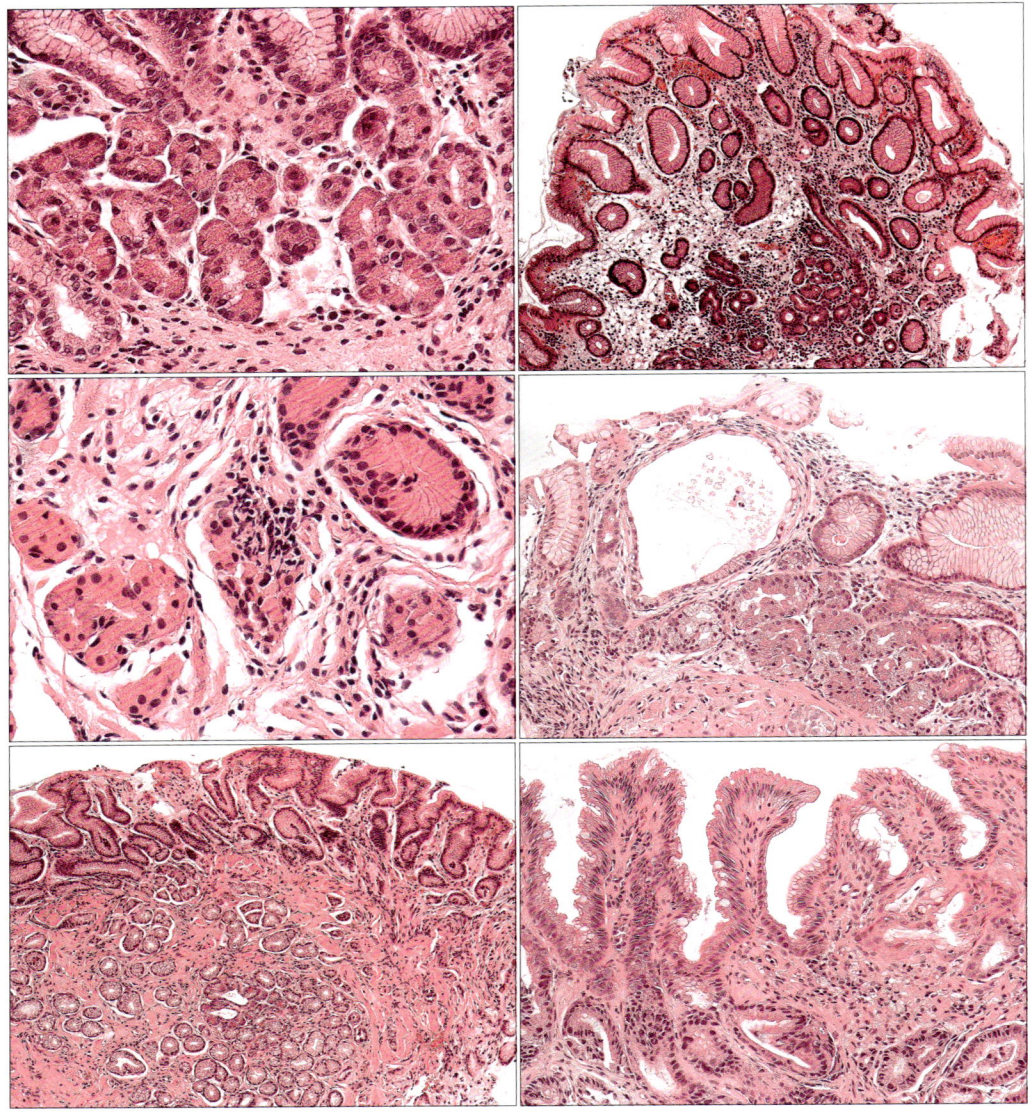

g	h
i	j
k	l

图1（续）

g 胰腺腺泡化生。
h 黏膜深层为主的淋巴细胞浸润。
i 胃底腺内的淋巴细胞浸润。
j 囊泡化腺管。
k 幽门腺区黏膜的纤维肌炎。
l 幽门腺区的胆汁反流性胃炎。见有小凹上皮的幼稚化和黏膜固有层的肉芽组织化。

表3 不同部位的壁细胞萎缩的程度（0：无；3：高度）

	胃体下部	胃体中部	胃体上部
前壁	2.7	2.7	2.8
小弯	2.8	2.4	2.2
后壁	3.0	2.8	2.8
大弯	2.5	2.8	2.8

表4 不同部位的主细胞萎缩的程度（0：无；3：高度）

	胃体下部	胃体中部	胃体上部
前壁	0.8	1.0	0.4
小弯	1.3	0.9	0.4
后壁	1.3	1.1	0.1
大弯	0.5	1.9	0.3

表5 不同部位的肠上皮化生的程度（0：无；3：高度）

	胃体下部	胃体中部	胃体上部
前壁	1.0	1.2	0.6
小弯	1.0	0.8	0.7
后壁	1.1	0.7	0.8
大弯	0.5	0.7	0.8

表6 不同部位的内分泌细胞增生、类癌的存在（%）

	胃体下部	胃体中部	胃体上部
前壁	40	52	37
小弯	17	24	35
后壁	43	52	28
大弯	31	48	43

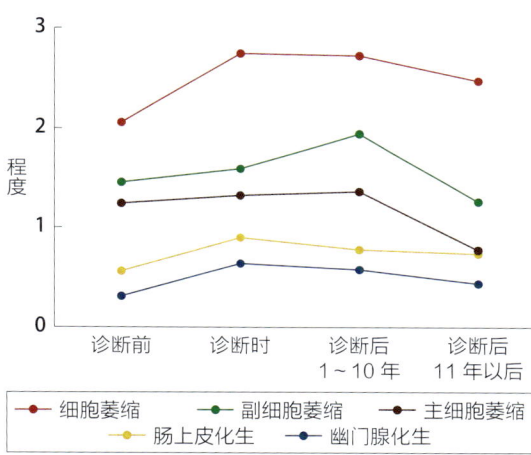

图2 根据诊断年数的胃底腺部黏膜表现的推移。

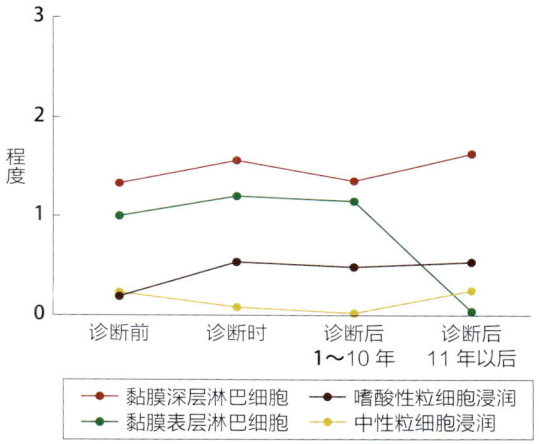

图3 根据诊断年数的炎症表现的推移。

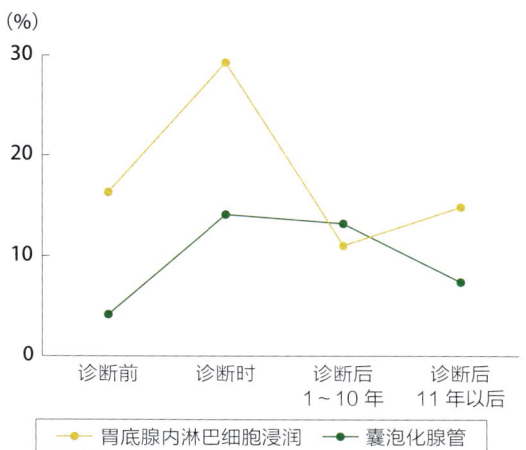

图4 根据诊断年数的A型胃炎的特征性表现的推移。

度。肠上皮化生及幽门腺化生在诊断前程度较轻，但在诊断时有程度加重的趋势。

关于炎症表现（图3），不管是在哪个时期，黏膜深层的淋巴细胞浸润有较严重的趋势，嗜酸性粒细胞浸润从诊断前向诊断时进展。

被认为是A型胃炎特征的胃底腺内的淋巴细胞浸润在诊断时最严重，之后逐渐减轻（图4）。内镜下被认为是引起WGA的囊泡化腺管向诊断时比例增加，之后比例减少。

讨论

1. A型胃炎的病理生理

A型胃炎的组织病理学表现与疾病的病理

生理密切相关，其理解非常重要。

胃酸分泌是由位于壁细胞表面的质子泵（H$^+$/K$^+$ ATPase）的活动所引起的。胃酸分泌的主要的调控因子有神经性（来自肠神经的乙酰胆碱）、旁分泌（paracrine）[来自肠嗜铬样细胞（enterochromafin-like cell, ECL cell）的组胺]、内分泌性（来自幽门部G细胞的胃泌素）。由胃的D细胞分泌的生长抑素（somatostacin）通过ECL细胞、G细胞以及壁细胞抑制酸分泌功能。

A型胃炎是由抗壁细胞抗体引起的壁细胞破坏的结果，抗原是壁细胞的质子泵。由此导致胃底腺黏膜结构的破坏。壁细胞的消失会使胃酸的产生和内因子的分泌减少。内因子由壁细胞产生，对于回肠末端的维生素B$_{12}$的高效吸收是必要的。内因子的消失使维生素B$_{12}$的吸收减少，长期的缺乏可引起恶性（巨幼红细胞性）贫血。由于胃酸的减少，使胃酸的抑制因子生长抑素的功能减弱。结果，为了通过从幽门部G细胞分泌胃泌素，使胃酸分泌增强而增加壁细胞，进行直接刺激。胃泌素还通过间接刺激分泌组胺的ECL细胞来刺激胃酸分泌。除了直接的胃酸分泌刺激外，高胃泌素状态还会引起包括ECL细胞和壁细胞在内的胃底腺黏膜细胞的增殖。因此，由于涉及长期的免疫机制所引起的壁细胞的破坏，胃酸分泌减少（pH值上升），发生ECL细胞的增生。

2. A型胃炎的组织病理学表现的报道

伴有多发性类癌发生的A型胃炎晚期的组织学表现大家比较熟悉，但也见有几篇关于包括A型胃炎的初期表现在内的组织病理学特征的报道。

作为A型胃炎的初期表现，显示有胃底腺黏膜的淋巴细胞或浆细胞浸润、向胃底腺内的淋巴细胞浸润及破坏、肠上皮化生或幽门腺化生的散在、壁细胞的假性增生、ECL细胞的线状增生的特征。

在A型胃炎已形成的时期，在胃底腺萎缩部见有胰腺腺泡化生，能够成为怀疑A型胃炎的表现；见有伴腺管的缩短、腺管的扩张、腺管的走行不规则的分支，见有腺管和黏膜肌层的肥厚。关于幽门腺黏膜，在A型胃炎病例，一般认为，为了逃避萎缩而变化不大，但有报道认为是胆汁的反流所引起的反应性或胆汁反流性胃炎的表现。

3. 与幽门螺杆菌引起的萎缩性胃炎的不同点，是为了活检诊断A型胃炎的线索

为了将A型胃炎的组织病理学表现应用于活检诊断，有必要明确其与由幽门螺杆菌引起的萎缩性胃炎之间的不同点。将A型胃炎的进展程度分为3期进行讨论。

在进展了的（晚期）A型胃炎病例，肠上皮化生、幽门腺化生明显的黏膜萎缩已完成，仅凭活检标本很难与幽门螺杆菌胃炎进行鉴别。只有在从胃体上部到胃体中部除小弯以外的部位发现类癌和内分泌细胞增生的情况下，以及发现胰腺腺泡化生的情况下，才能怀疑是A型胃炎。

在萎缩在进行中的病例（活动期），可以看到黏膜深层为主的淋巴细胞、嗜酸性粒细胞浸润，可见有胃底腺内的淋巴细胞浸润。在幽门螺杆菌胃炎，由于是由中性粒细胞浸润和黏膜表层为主的淋巴细胞、浆细胞浸润构成，因此成为怀疑是A型胃炎的线索。当着眼于固有腺时，则显示可见有壁细胞消失、只残存有主细胞样的胃底腺表现（假幽门腺化生）。这是与幽门螺杆菌胃炎之间的重要鉴别点，但很难与真正的幽门腺化生进行鉴别，有必要捕捉残存主细胞的胞体略呈嗜酸性的表现。

在早期病变的A型胃炎的诊断上，笔者等认为，在到目前为止幽门螺杆菌胃炎病例较多的日本，仅通过活检来诊断是很困难的。据报道，早期的A型胃炎的内镜表现，是由胃底腺萎缩的低矮的黏膜和胃底腺残存的较高的黏膜构成的凹凸黏膜。笔者等认为，加上该表现的活检诊断是必需的。在低矮的黏膜上，发现向胃底腺内的淋巴细胞浸润、黏膜深层为主的淋巴细胞浸润、嗜酸性粒细胞浸润，小凹上皮相对保持。另一方面，较高的黏膜缺乏胃底腺、

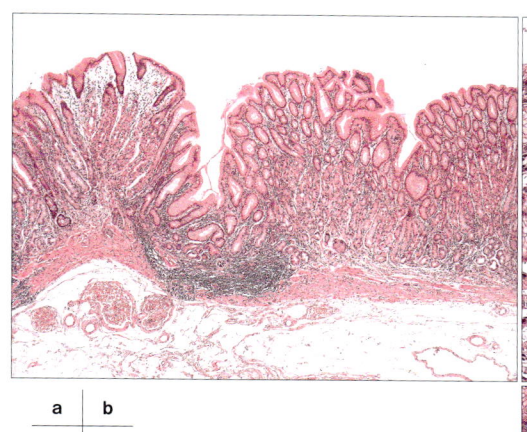
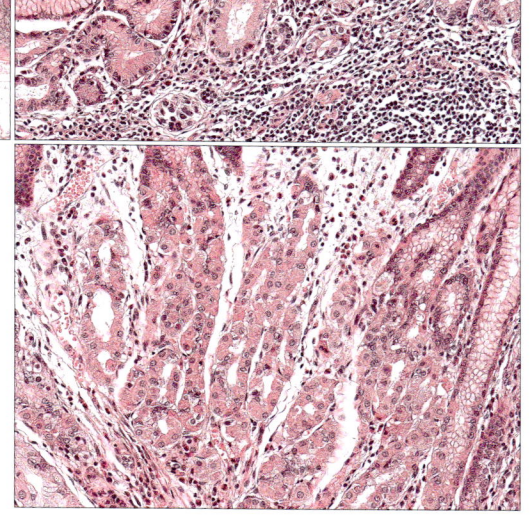
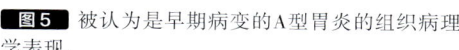

图5 被认为是早期病变的A型胃炎的组织病理学表现。
a 低倍率。黏膜的凹凸明显。凹陷部胃底腺高度萎缩，淋巴细胞浸润也严重。隆起部缺乏萎缩、炎症表现。
b 凹陷部高倍率。有壁细胞消失的胃底腺（假幽门腺化生），淋巴细胞高度浸润。在深部还可以看到内分泌细胞微巢。
c 隆起部高倍率。可见伴有壁细胞的细胞质突出的胃底腺增生。

小凹上皮的萎缩、炎症表现也弱，见有壁细胞的反应性增生（**图5**）。因此，由于怀疑为A型胃炎的表现是在低矮的黏膜上被发现的，因此应该活检平坦部（凹陷部），而不是（假）息肉部。

如有上述表现，在胃窦部既无炎症也无萎缩的情况下，具有充分根据可以诊断自身免疫性胃炎。但是，因为各表现有很多是非特异性的，因此在诊断的确定上需要抗壁细胞抗体、抗内因子抗体的证明。

4. A型胃炎的组织学表现的总结

总结此次结果以及至今为止的报道，A型胃炎的组织病理学表现如下。

A型胃炎被分为3期。早期在胃底腺黏膜见有多巢性密集的淋巴细胞、浆细胞浸润。浸润是全层性的，但在深部固有腺的部位严重。也混有嗜酸性粒细胞浸润。散在性见有淋巴细胞浸润所引起的胃底腺的破坏。残存的壁细胞显示出伴有向内腔侧的细胞质突出的假增生性变化，与给予质子泵抑制剂时看到的变化类似。

在活动期，黏膜固有层的弥漫性淋巴细胞和浆细胞浸润、胃底腺的明显萎缩、伴有相对厚度增加的小凹上皮的从正常到萎缩性的黏膜是特征性的。壁细胞消失、主要由主细胞构成的假幽门腺化生、由真幽门腺细胞构成的幽门腺化生常常是明显的，肠上皮化生逐渐变得明显。显示胰腺腺泡化生和线状增殖的内分泌细胞增生也变得可见。

晚期的特征是胃底腺从明显减少到完全消失。也有时显示在内部伴有微小囊泡状变化的小凹上皮的增生、增生性息肉和炎性息肉的形态。幽门腺化生、肠上皮化生、胰腺腺泡化生广泛分布，黏膜肌层肥厚。经常见有散在性的淋巴细胞浸润，但炎症表现通常为轻度，在萎缩黏膜几乎看不到炎症。在几乎所有的病例都能发现内分泌细胞增生。

另外，幽门腺区一贯缺乏黏膜及幽门腺的萎缩，但可见有从黏膜肌层向黏膜表层成肌纤维细胞及平滑肌细胞伸出的纤维肌病的表现，呈小凹上皮的幼稚化和伴有黏膜固有层内的肉芽组织样变化的胆汁反流性胃炎表现的情况也很多。

结语

在本文中，就 A 型胃炎的组织病理学表现进行了研究。A 型胃炎的组织病理学表现不仅有迄今为止被报道的壁细胞的萎缩、肠上皮化生、内分泌细胞微巢（endocrine cell micronest, ECM），还受到抗壁细胞抗体所带来的各种因子的影响，在组织病理学表现上反映着这些影响。笔者等认为，虽然一个一个的表现都是非特异性的表现，但是通过将这些表现网罗并组合起来，对 A 型胃炎进行组织病理学诊断就成为可能。

参考文献

[1] Neumann WL, Coss E, Rugge M, et al. Autoimmune atrophic gastritis-pathogenesis, pathology and management. Nat Rev Gastroenterol Hepatol 10:529-541, 2013
[2] Solcia E, Rindi G, Paolotti D, et al. Natural history, clinicopathologic classification and prognosis of gastric ECL cell tumors. Yale J Biol Med 71:285-290, 1998
[3] Vannella L, Lahner E, Osborn J, et al. Risk factors for progression to gastric neoplastic lesions in patients with atrophic gastritis. Aliment Pharmacol Ther 31:1042-1050, 2010
[4] 海崎泰治. A型胃炎とカルチノイド. 胃と腸 49:1370-1376, 2014
[5] 丸山保彦, 吉井重人, 景岡正信, 他. A型胃炎. 胃と腸 53:1516-1521, 2018
[6] Robinson M. Review article: current perspectives on hypergastrinaemia and enterochromaffin-like-cell hyperplasia. Aliment Pharmacol Ther 13:5-10, 1999
[7] Karlsson FA, Burman P, Lööf L, et al. Major parietal cell antigen in autoimmune gastritis with pernicious anemia is the acid-producing H,K-adenosine triphosphatase of the stomach. J Clin Invest 81:475-479, 1988
[8] Callaghan JM, Khan MA, Alderuccio F, et al. Alpha and beta subunits of the gastric H/K-ATPase are concordantly targeted by parietal cell autoantibodies associated with autoimmune gastritis. Autoimmunity 16:289-295, 1993
[9] Walsh JH. Role of gastrin as a trophic hormone. Digestion 47:11-16, 1990
[10] Borch K, Renvall H, Liedberg G. Gastric endocrine cell hyperplasia and carcinoid tumors in pernicious anemia. Gastroenterology 88:638-648, 1985
[11] Stolte M, Baumann K, Bethke B, et al. Active autoimmune gastritis without total atrophy of the glands. Z Gastroenterol 30:729-735, 1992
[12] Eidt S, Oberhuber G, Schneider A, et al. The histopathological spectrum of type A gastritis. Pathol Res Pract 192:101-106, 1996
[13] Torbenson, M, Abraham SC, Boitnott J, et al. Autoimmune gastritis: Distinct histological and immunohistochemical findings before complete loss of oxyntic glands. Mod Pathol 15:102-109, 2002
[14] Pittman ME, Voltaggio L, Bhaijee F, et al. Autoimmune metaplastic atrophic gastritis. Recognizing precursor lesions for appropriate patient evaluation. Am J Surg Pathol 39:1611-1620, 2015
[15] Krasinskas AM, Abraham SC, Metz DC, et al. Oxyntic mucosa pseudopolyps: a presentation of atrophic autoimmune gastritis. Am J Surg Pathol 27:236-241, 2003
[16] Jhala NC, Montemor M, Jhala D, et al. Pancreatic acinar cell metaplasia in autoimmune gastritis. Arch Pathol Lab Med 127:854-857, 2003
[17] Bettington M, Brown I. Autoimmune gastritis: novel clues to histological diagnosis. Pathology 45:145-149, 2013
[18] Yagi K, Nakamura A, Sekine A, et al. Features of the atrophic corpus mucosa in three cases of autoimmune gastritis revealed by magnifying endoscopy. Case Rep Med 2012:368160, 2012

Summary

Pathological Findings of Autoimmune Gastritis

Yasuharu Kaizaki[1], Hiroyuki Aoyagi[2], Akiya Kogami[1], Toshie Hara, Yoshiaki Hayashi[3]

To clarify the pathological findings of autoimmune gastritis, we examined 9 surgical and 28 endoscopic cases of biopsy and resection. Initially, lymphocytic and eosinophilic infiltration predominates in the deep mucosa of the fundic gland region, causing the destruction and disappearance of parietal cells. The chief cells are kept relatively, and the fundic glands exhibit pseudopyloric gland metaplasia. When the fundic glands disappear, they are replaced by true pyloric gland metaplasia, intestinal metaplasia, and pancreatic acinar metaplasia. Endocrine cell hyperplasia is also observed. Additionally, the foveolar epithelium demonstrates mild atrophy, cystic changes, and hyperplasia until the terminal stage. In the pyloric gland region, no mucosal atrophy is observed, but findings of bile reflux gastropathy and fibromusculosis within the mucosa is often noted.

[1] Department of Pathology, Fukui Prefectural Hospital, Fukui, Japan
[2] Department of Gastroenterology, Fukui Prefectural Hospital, Fukui, Japan
[3] Department of Gastroenterology, Komatsu Municipal Hospital, Komatsu, Japan

主题　A型胃炎的最新见解

关于A型胃炎的临床特征和血清学表现的研究

镰田 智有[1]
角 直树
末广 满彦[2]
真部 纪明[3]
河本 博文[2]
盐谷 昭子[4]
物部 泰昌[5]
井上 和彦[6]
久本 信实
高尾 俊弘[1]
春间 贤[2]

摘要●迄今为止，因在日本发生恶性贫血和与之相伴的神经内分泌肿瘤（NET）较少，而被认为A型胃炎与欧美相比发病率低。但是，近年来，以胃镜检诊为主被诊断为A型胃炎的病例在不断增加。在本研究中，对在本临床研究机构被诊断的A型胃炎的临床特征和血清学表现进行了研究。另外，A型胃炎的定义是以通过上消化道内镜检查见有逆萎缩为必需的，抗胃壁细胞抗体或抗内因子抗体呈阳性，或者见有肠嗜铬样细胞（ECL）增生或内分泌细胞微巢（ECM）的病例。被诊断为A型胃炎的47例的性别为男性20例，女性27例；年龄分布为36～89岁（平均年龄67.4）。见有恶性贫血7例（14.9%），自身免疫性疾病为8例（17.0%），其中慢性甲状腺炎5例、毒性弥漫性甲状腺肿（Basedow病）3例、1型糖尿病1例（有重复）。胃肿瘤的合并为胃NET 6例及胃癌6例（12.8%，早期癌5例，晚期癌1例）。41例中有36例（87.8%）抗胃壁细胞抗体呈阳性，29例中有12例（41.4%）抗内因子抗体呈阳性，ECM的出现率为71.0%（22/31）。血清胃泌素值为平均值（2930.0±1849.8）pg/mL，血清PGⅠ值为平均值（6.6±4.1）ng/mL，幽门螺杆菌感染率为8.9%（4/45）。

关键词　A型胃炎　自身免疫性胃炎　抗胃壁细胞抗体　恶性贫血　幽门螺杆菌感染

[1] 川崎医科大学健康管理学　〒701-0192 倉敷市松島577
　　E-mail：tkamada@med.kawasaki-m.ac.jp
[2] 同　総合内科学2
[3] 同　検査診断学（内視鏡・超音波）
[4] 同　消化管内科学
[5] 同　病理学
[6] 淳風会ロングライフホスピタル

前言

A型胃炎是1973年由Strickland和Mackay提出的特殊型胃炎，是由于自身免疫机制而产生伴有抗胃壁细胞抗体（parietal cell antibody，PCA）的出现、胃底腺的破坏、引起高度胃黏膜萎缩的疾病。因此，相对于无幽门腺萎缩-轻度萎缩，显示高度的胃底腺萎缩，即逆萎缩，为此而导致无酸症和高胃泌素血症；当抗内因子抗体（intrinsic factor antibody，IFA）出现时，发生由于维生素B_{12}（$VitB_{12}$）吸收障碍而引起的恶性贫血。另外，A型胃炎是神经内分泌肿

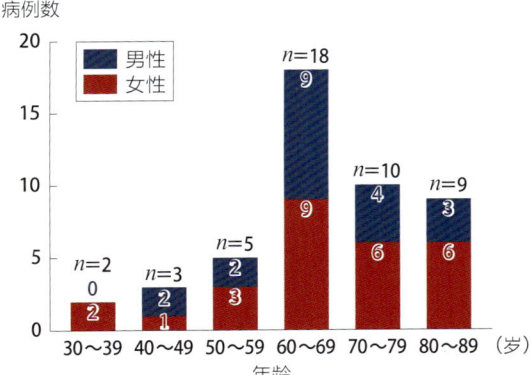

图1 A型胃炎47例的性别和年龄分布。

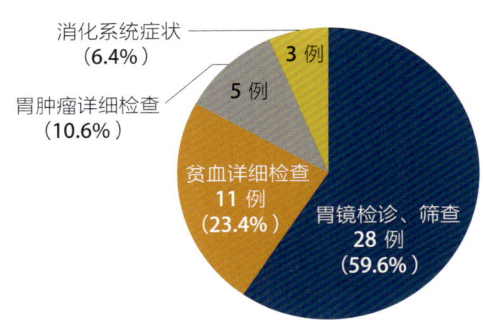

图2 A型胃炎47例的发现契机。

瘤（neuroendocrine tumor, NET）和胃癌发生的温床，甚至在发现时或随访中有时会合并自身免疫性甲状腺疾病和1型糖尿病等自身免疫性疾病。

在本文中，主要对在本临床研究机构及相关临床研究机构被诊断的A型胃炎的临床特征和血清学表现进行研究，并包括对其文献分析的报道。

对象和研究项目

1. 对象和A型胃炎的诊断标准

以到目前为止在本临床研究机构及相关临床研究机构中符合以下诊断标准的A型胃炎47个病例为研究对象。

①通过内镜见有逆萎缩模式（胃体部为主）。

② PCA或IFA呈阳性。

③见有肠嗜铬样细胞（enterochromafin-like cell, ECL cell）增生或内分泌细胞微巢（endocrine cell micronest, ECM）。

将①作为必需的，②或③中满足其中之一的病例诊断为A型胃炎。

2. 研究项目

（1）临床特征

性别和年龄分布、发现的契机、恶性贫血的有无及其特征、自身免疫性疾病及胃肿瘤的合并率、ECM出现率。

（2）血清学表现

PCA及IFA阳性率、血清胃泌素值、胃蛋白酶原（pepsinogen, PG）值、幽门螺杆菌（*Helicobacter pylori, H. pylori*）感染率。

另外，关于幽门螺杆菌感染，通过血清幽门螺杆菌-IgG抗体（E平板"荣研"幽门螺杆菌抗体Ⅱ）判定（3以下为阴性，3～9.9为未判定，10以上为阳性）。

结果

1. 临床特征

对象病例的性别、年龄分布如**图1**所示。其中男性20例，女性27例，男女比为1∶1.35，有女性略多的趋势。年龄范围为36~89岁（平均年龄67.4岁），60多岁时达到发病峰值。分析A型胃炎得到诊断的发现契机的结果，通过无自觉症状的体检或筛查为目的的胃镜检诊中被发现的病例最多，占28例（59.6%）；其次是贫血详细检查11例（23.4%）、胃肿瘤详细检查5例（10.6%），以消化道症状为契机发现的病例有3例（6.4%）（**图2**）。

在此次研究中发现恶性贫血患者7例（14.9%）。其主要临床特征如**表1**和**表2**所示。男性为5例，女性为2例，男女比为2.5∶1，A型胃炎合并恶性贫血有男性多的趋势。虽然尚未对所有病例进行研究，但PCA、IFA及ECM阳性率分别为83.3%、80.0%及83.3%，

表1 恶性贫血7例的临床特征①

病例	性别	年龄（岁）	PCA（抗体效价）	IFA	ECM	VitB₁₂（pg/mL）	Hb（g/dL）	MCV（fL）
1	男性	62	阳性（40倍）	n.t.	阳性	81	10.1	126.8
2	男性	63	n.t.	n.t.	阳性	95	5.5	112.4
3	男性	63	阳性（20倍）	阳性	阳性	78	10.0	121.7
4	男性	67	阳性（20倍）	阴性	阳性	101	7.1	124.4
5	男性	69	阳性（20倍）	阳性	阳性	67	8.9	102.2
6	女性	65	阳性（20倍）	阴性	阴性	155	11.6	114.1
7	女性	75	阴性	阳性	n.t.	60未满	11.4	100.0

n.t.：未检测

表2 恶性贫血7例的临床特征②

病例	胃泌素值（pg/mL）	PG Ⅰ 值（ng/mL）	PG Ⅱ 值（ng/mL）	PG Ⅰ/Ⅱ	H. pylori抗体	胃肿瘤的合并	自身免疫性疾病的合并
1	1552.9	1.6	6.5	0.2	小于3.0	NET（Ⅰ型）	无
2	3592	n.t.	n.t.	n.t.	小于3.0	无	无
3	2933	7.0	5.7	1.2	小于3.0	无	无
4	4266	4.9	4.0	1.2	小于3.0	无	无
5	2392	2.1	4.5	0.5	小于3.0	早期胃癌	无
6	3410.6	7.6	9.0	0.8	小于3.0	无	Basedow病
7	2200	5.1	12	0.4	小于3.0	无	Basedow病

n.t.：未检测。

表3 A型胃炎47例的血清学表现

血液检查项目	检查结果
抗壁细胞抗体（PCA）阳性率	87.8%（36/41）
抗内因子抗体（IFA）阳性率	41.4%（12/29）
血清胃泌素的中值/平均值（范围）	2638.5/2930.0（440～7800 pg/mL）
PG Ⅰ的中值/平均值（范围）	6.0/6.6（1.6～17.6 ng/mL）
PG Ⅱ的中值/平均值（范围）	9.0/8.9（3.4～17.6 ng/mL）
PG Ⅰ/Ⅱ的中值/平均值（范围）	0.6/0.9（0.1～3.8）
幽门螺杆菌感染率（血清抗体） 未感染：现症感染：曾感染：不能断定	8.9%（4/45） 26：4：10：5

均呈高阳性率。VitB₁₂值和血色素［血红蛋白（hemoglobin, Hb）］量在所有病例均呈低值，平均红细胞容积（mean corpuscular volume, MCV）为高值（表1）。以下表示中值、平均值 ± SD（standard deviation）。作为血清学表现，见有高胃泌素血症［中值2933 pg/mL，平均值（范围）（2906.6 ± 928.2）pg/mL（1552.9～4266 pg/mL）］及低PG Ⅰ血症［中值5.0 ng/mL，平均值（范围）（4.7 ± 2.4）ng/mL（1.6～7.6 ng/mL）］，幽门螺杆菌感染在全部病例为阴性（全部病例的幽门螺杆菌血清抗体值均小于3.0）。7例恶性贫血病例中，合并胃肿瘤的有1例0-Ⅱc型早期胃癌、1例胃NET，共计2例（表2）。

对自身免疫性疾病的合并率进行研究的结

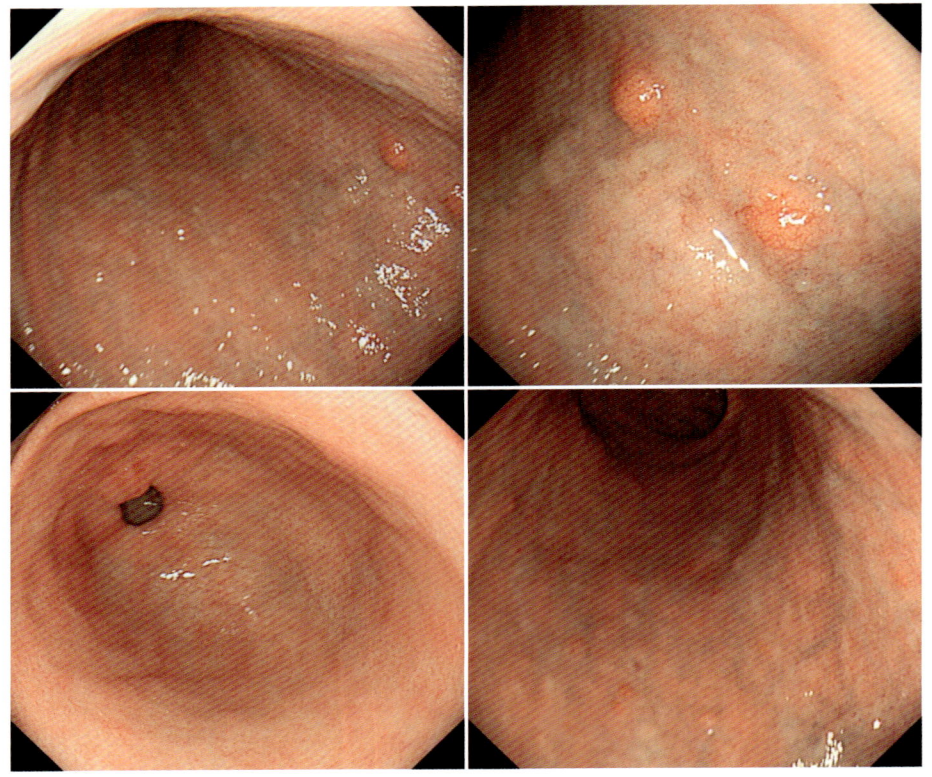

a	b
c	d

图3 ［病例1］以A型胃炎为背景发生的胃NET。
a，b 在胃体上部后壁发现1处约5 mm大小、略微发红的小隆起性病变，经活检诊断为胃NET（a：远景像；b：近距像）。
c，d 胃窦部没有萎缩，但在胃体部见有高度萎缩（逆萎缩）（c：胃窦部；d：胃体部）。

果，发现47例中有8例（17.0%）存在某种自身免疫性疾病，其中慢性甲状腺炎5例、Basedow病3例以及1型糖尿病1例（有重复病例）。胃肿瘤的合并为胃癌6例（12.8%，早期癌5例，晚期癌1例）及胃NET 6例（12.8%）。另外，ECM的出现率为71.0%（22/31）。

2．血清学表现（PCA及IFA阳性率、血清胃泌素值、PG值、幽门螺杆菌感染率）（表3）

在能够研究的41例中，有36例（87.8%）PCA呈阳性；同样，在29例中有12例（41.4%）IFA呈阳性。在PCA为阴性的5例中，有2例为IFA阳性，但余3例PCA和IFA均为阴性。但是，这3例由于通过活检确认有ECM，因此诊断为A型胃炎。PCA阳性病例的抗体效价的分布情况为：10倍为4例，接着为20倍6例、40倍6例、80倍11例、160倍4例、320倍2例、不明3例。

血清胃泌素值为中值2638.5 pg/mL，平均值（范围）（2930.0±1849.8）pg/mL（440~7800 pg/mL）；血清PG Ⅰ值为中值6.0 ng/mL，平均值（范围）（6.6±4.1）ng/mL（1.6~17.6 ng/mL）；血清PG Ⅱ值为中值9.0 ng/mL，平均值（范围）（8.8±3.5）ng/mL（3.4~17.6 ng/mL）；PG Ⅰ/Ⅱ比为中值0.6，平均值（范围）（0.9±0.86）ng/mL（0.1~3.8 ng/mL）。

幽门螺杆菌感染率为8.9%（4/45）。在听取问诊的基础上分析幽门螺杆菌感染动态时，大致为未感染26例（57.8%）、曾感染（除菌后）10例（22.2%）、现症感染4例（8.9%）

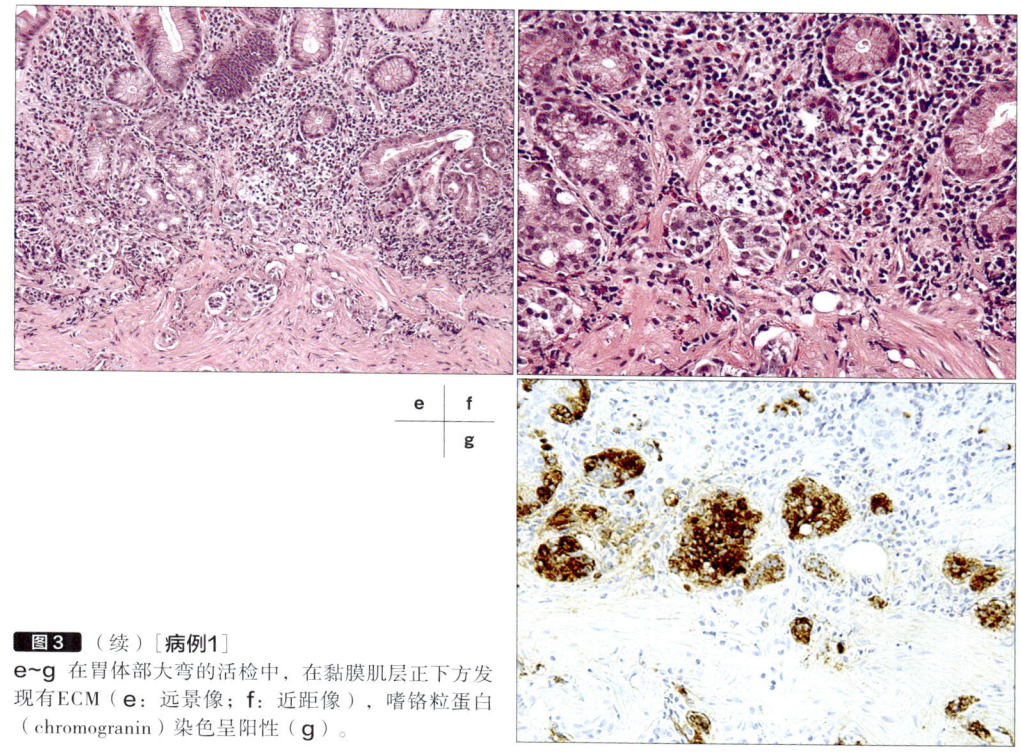

图3（续）[病例1]
e~g 在胃体部大弯的活检中，在黏膜肌层正下方发现有ECM（e：远景像；f：近距像），嗜铬粒蛋白（chromogranin）染色呈阳性（g）。

以及不能断定5例（11.1%）。

病例

[病例1] 40多岁，男性。

在以体检为目的的胃镜检查中，发现在胃体上部后壁有2处约5 mm大小、略微发红的隆起性病变，通过活检被诊断为胃NET（**图3a，b**）。在背景胃黏膜，虽然在胃窦部没有萎缩，但是在胃体部发现了大弯的皱襞几乎消失的高度萎缩（逆萎缩）（**图3c，d**）。

作为血清学表现，PCA为40倍，IFA阴性，诊断为A型胃炎。血清胃泌素为4552.2 pg/mL、PG Ⅰ 4.7 ng/mL、PG Ⅱ 9.1 ng/mL、PG Ⅰ/Ⅱ比为0.5，幽门螺杆菌抗体为阴性（抗体值＜3.0）。在胃体部大弯的活检中，在黏膜肌层正下方见有ECM（**图3e，f**），嗜铬粒蛋白（chromogranin）染色呈阳性（**图3g**）。

[病例2] 50多岁，男性。

在5年前有幽门螺杆菌除菌的既往史。没有症状，施行了胃镜检诊。胃窦部在大弯侧见有呈棱线状发红，但无萎缩变化（**图4a，b**）。胃体部的血管透见征明显，为见有高度萎缩（逆萎缩）的胃黏膜（**图4c，d**）。

作为血清学表现，PCA为80倍，IFA呈阴性，诊断为A型胃炎。另外，血清胃泌素为1600 pg/mL、PG Ⅰ 5.3 ng/mL、PG Ⅱ 9.3 ng/mL、PG Ⅰ/Ⅱ比为0.6，幽门螺杆菌抗体检查结果为未判定（抗体值6.0）。

[病例3] 50多岁，女性。

在3年前有幽门螺杆菌除菌的既往史。没有症状，以除菌后的随访观察为目的施行了胃镜检查。在胃窦部小弯侧见有轻度的萎缩性变化（**图5a**）。另一方面，在胃体部血管透见征明显，大弯的皱襞也消失了，为见有高度萎缩的胃黏膜（逆萎缩）（**图5b**）。另外，在胃体部大弯处见有被认为是残存的胃底腺的假性息肉（**图5c**）。

作为血清学表现，PCA为160倍，IFA呈

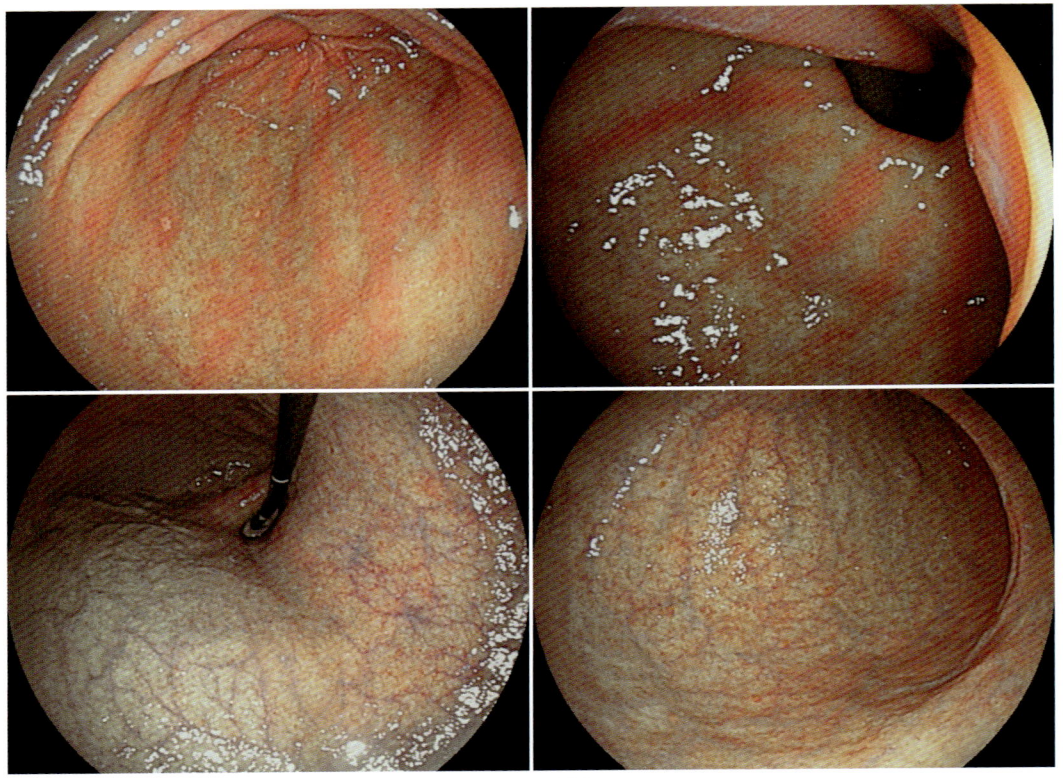

a	b
c	d

图4 [病例2] 在胃镜检诊中被发现的A型胃炎。
a，b 在胃窦部大弯侧见有棱线样发红，但无萎缩性变化（a：远景像；b：近距像）。
c，d 胃体部的血管透见征明显，见有高度萎缩（逆萎缩）（c：胃体部小弯；d：胃体部大弯）。

阴性，诊断为A型胃炎。另外，血清胃泌素为1910 pg/mL，PG Ⅰ 11.2 ng/mL，PG Ⅱ 11.6 ng/mL，PG Ⅰ/Ⅱ比为1.0，幽门螺杆菌抗体呈阴性（抗体值＜3.0）。

讨论

此次对符合笔者等的诊断标准的47例A型胃炎进行研究的结果显示，男性20例，女性27例，男女比为1∶1.35，有女性较多的趋势。年龄为36~89岁（平均年龄67.4岁），60多岁时达到发病峰值。丸山等研究以内镜下的逆萎缩、高胃泌素血症及PCA阳性为诊断标准的A型胃炎13例的结果，性别为男性4例，女性9例，以女性居多（男女比1∶2.25）；年龄为45~78岁（平均年龄62.0岁）。与此次研究的性别、年龄分布相似。

近年来，由于对A型胃炎的关注度的提高等原因，以内镜检诊和筛查为契机发现的病例、胃癌风险分级化检诊中的D组（幽门螺杆菌阴性且PG法阳性）、贫血（巨幼红细胞性贫血和缺铁性贫血）和甲状腺疾病等自身免疫疾病、胃癌和胃NET病例的详细检查、泥沼除菌（因肠道来源的脲酶产生菌而导致尿素呼气试验阳性，从而多次反复除菌）的病例等，被诊断为A型胃炎的病例正在增加。在此次的研究中，发现的契机是通过以无自觉症状的体检或筛查为目的的胃镜检诊中发现的病例最多，为28例（59.6%）。青木等报道，在多中心统计的连续的8761例内镜检诊病例中，A型胃炎的发生率为0.49%（43例），在性别上为男性0.14%，女性0.9%；高度萎缩性胃炎（木村-竹本分类O-2/O-3）的发生率为6.22%。由于潜在的A型胃炎存在的可能性大，结论是应该注意内镜

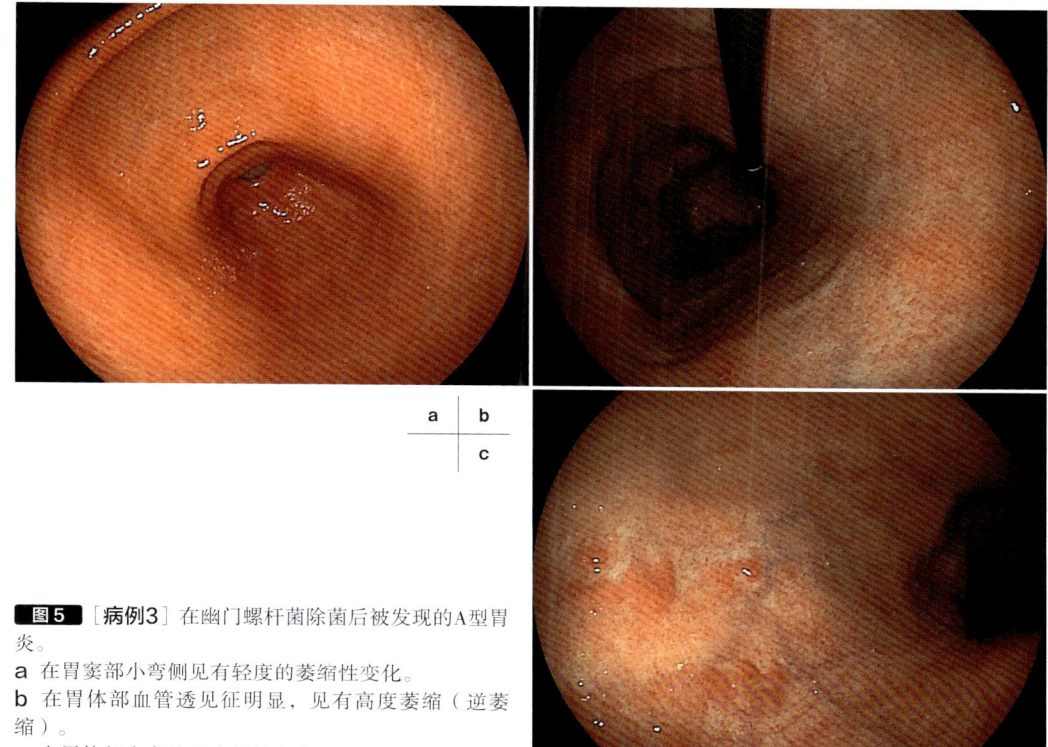

图5 ［病例3］在幽门螺杆菌除菌后被发现的A型胃炎。
a 在胃窦部小弯侧见有轻度的萎缩性变化。
b 在胃体部血管透见征明显，见有高度萎缩（逆萎缩）。
c 在胃体部大弯处见有假性息肉。

检诊中的逆萎缩。另外，在同一研究中，A型胃炎43例中有4例（9.3%）是在幽门螺杆菌除菌后被发现的病例，除菌治疗对A型胃炎的发病和进展有何影响是一个很令人感兴趣的问题。因此，在除菌后发现逆萎缩，通过各种检查被诊断为A型胃炎的病例今后有增加的可能性。

关于A型胃炎的诊断标准，至今尚未确定，现状是根据各临床研究机构的标准进行诊断。在此次的研究中，虽然逆萎缩是诊断标准的必要条件，但并不一定是把组织学上的逆萎缩作为必需，即使是只有内镜表现的逆萎缩也作为满足条件。另一方面，寺尾等报道，关于逆萎缩，将内镜下胃体部萎缩为高度、在组织病理学上胃体中部大弯的萎缩与胃窦部的萎缩相比为高度作为诊断标准。现在，以内镜检诊为契机怀疑是逆萎缩的病例与本病的诊断相关联的情况在增加；由于在检诊机构等不能容易地施行组织病理学检查，所以在本临床研究机构采用了此次的标准。笔者等认为，尽管也充分考虑到了A型胃炎的组织病理学表现的重要性，但关于是否应该将其纳入诊断标准还是今后的研究课题。

另外，由于本病是由自身免疫机制引起的，PCA和IFA就成为诊断的关键。但是，据报道，PCA和IFA不一定呈阳性，其灵敏度和特异性在PCA分别为81%和90%，在IFA分别为27%和100%。在此次研究中，PCA在可分析的41例中有36例（87.8%）呈阳性，IFA在29例中有12例（41.4%）呈阳性。另外，PCA为阴性的5例中有2例为IFA阳性，而其余3例的PCA和IFA均为阴性。但是，这3例由于通过活检确认有ECM，因此可以诊断为A型胃炎。在青木等的研究中，A型胃炎的定义为：内镜下见有逆萎缩，PCA为阳性，胃泌素值为700 pg/mL以上。虽然A型胃炎可引起高胃泌素血症，但没有明确的高胃泌素血症的定义，采用的是各临床研究机构自己制定的标准。另外，在此次研究中，血清胃泌素值为中值2638.5 pg/mL，平均值（范围）为（2930.0±1849.8）pg/mL（440~7800 pg/mL），标准差较大，胃泌素值低于700 pg/mL的病例有2例。

恶性贫血是对于胃底腺的壁细胞和内因子的自身抗体出现于血液中，通过其自身免疫机制而引起的病态。由于抗体在胃内与内因子结合，使在回肠被吸收的VitB$_{12}$减少而缺乏，导致DNA合成产生障碍的结果，发生巨幼红细胞性贫血。Haruma等报道，对24例恶性贫血以及性别、年龄匹配的对照组进行比较研究的结果，在恶性贫血患者见有高胃泌素血症和低PG I血症，Giemsa染色及血清抗体检测的幽门螺杆菌感染全部为阴性。另外，在相同报道中，作为合并于恶性贫血的胃病变，发现了隆起型胃癌2例（0-IIa型，1型）和增生性息肉3例。在此次的研究中，发现7例恶性贫血，见有高胃泌素血症及低PG I血症，幽门螺杆菌感染在全部病例均为阴性，合并胃肿瘤的病例为1例0-IIc型早期胃癌、1例胃NET，共计2例。

作为合并于A型胃炎的胃肿瘤，有胃癌和胃NET。在此次的研究中，胃癌为6例（早期癌5例，晚期癌1例）以及胃NET 6例，其发生率各为12.8%。以往一直报道A型胃炎和恶性贫血是胃癌的危险因素。据报道，在瑞典的队列研究中，追踪调查恶性贫血4517例（平均5.9年）的结果显示，102例（2.3%）发生了胃癌；在英国的内镜筛查恶性贫血80例的结果中，发现了1例（1.25%）胃癌。合并于A型胃炎的胃NET被分类为Rindi I型，多发病变较多，但肿瘤发育极为缓慢，其生命预后良好。

自身免疫性甲状腺疾病是见于约10%人口的比较常见的疾病，特别是自身免疫性甲状腺炎易于合并其他自身免疫性疾病，其中已知最容易合并自身免疫性胃炎。在1975年，Whittingham等根据白细胞游走试验，考虑到两者具有同一抗原的可能性，提出了甲状腺胃自身免疫性疾病（thyrogastric autoimmune disease）的概念。此后，作为各种各样的自身免疫综合征合并于自身免疫性甲状腺炎的疾病，提出了自身免疫性多分泌腺综合征（autoimmune polyendocrine syndrome, APS）这一概念，根据合并的自身免疫性疾病被分类为1~4型（与自身免疫性胃炎的合并被分类为3B型）。另外，据报道，在对320例自身免疫性胃炎的研究中，发现在171例（53.4%）合并有某种自身免疫性疾病，其中慢性甲状腺炎最多，为116例。在此次的研究中，47例中在8例（17.0%）发现了自身免疫性疾病，其中慢性甲状腺炎5例、Basedow病3例以及1型糖尿病1例（有重复病例），其中多数是与甲状腺疾病的合并。另外，中尾等报道，在诊断为A型胃炎及桥本病疑似的病例，通过1年后的随访观察，合并了风湿性关节炎。作为合并于A型胃炎的疾病，胃NET和胃癌容易受到关注，而充分注意以自身免疫性甲状腺疾病为代表的其他自身免疫性疾病的同时合并以及发现后的随访观察也非常重要。

关于与幽门螺杆菌感染之间的关系，有其合并少的报道和幽门螺杆菌感染抑制A型胃炎的发病的报道。另一方面，Negrini等和Appelmelk等报道，由于幽门螺杆菌和胃黏膜的交叉抗原性而引起自身免疫反应，促进A型胃炎的发病。在日本，Sato等报道，在伴于A型胃炎的Rindi I型的胃NET的多中心协作研究中，通过血清抗体、尿素呼气试验、快速脲酶试验、培养的某种方法研究幽门螺杆菌感染率的结果，82例中20例（24.4%）为幽门螺杆菌阳性。另外，在幽门螺杆菌感染的诊断上，A型胃炎由于黏膜高度萎缩而成为无酸症，因此来自肠道的脲酶产生菌变得能够生存，有时在尿素呼气试验中显示为阳性。Furuta等将由此而导致的反复多次的除菌报道为"泥沼除菌"。在幽门螺杆菌除菌治疗后，在尿素呼气试验中见有数值轻度降低的病例，有必要考虑A型胃炎的可能性，此时建议根据粪便中的抗原进行除菌判定。

结语

A型胃炎虽然被认为是比较罕见的疾病，但有可能潜在性地存在于被诊断为萎缩性胃炎的病例中。在上消化道内镜检诊中见有逆萎缩、胃癌风险分级化检诊中的D组、贫血（巨幼红细胞性贫血和缺铁性贫血）和甲状腺疾病等自身免疫疾病以及属于泥沼除菌的病例，有必要事先考虑A型胃炎的可能性。笔者等认为，A型胃炎诊断后，在其随访过程中留意观察胃肿瘤和自身免疫性疾病的合并是非常重要的，当务之急最重要的是制定A型胃炎的诊断标准。

参考文献

[1] Strickland RG, Mackay IR. A reappraisal of the nature and significance of chronic atrophic gastritis. Am J Dig Dis 18:426-440, 1973
[2] 丸山保彦, 景岡正信, 大畠昭彦, 他. A型胃炎の診断. 胃と腸 51:77-86, 2016
[3] 谷川朋弘, 春間賢, 末廣満彦, 他. 当院で経験したA型胃炎の4例. 川崎医会誌 43:101-107, 2017
[4] 寺尾秀一, 當銘正友, 久禮泉, 他. D群のほとんどは、「高度の萎縮とI.M.のためにH. pyloriが駆逐された」群ではない. 日ヘリコバクター会誌 14:5-14, 2013
[5] Furuta T, Baba S, Yamade M, et al. High incidence of autoimmune gastritis in patients misdiagnosed with two or more failures of H. pylori eradication. Aliment Pharmacol Ther 48:370-377, 2018
[6] 青木利佳, 春藤譲治, 春間賢. ポストHp時代に注目される胃病変 日本におけるA型胃炎の頻度と特徴. Gastroenterol Endosc 59(Suppl 1):881, 2017
[7] 寺尾秀一, 鈴木志保, 渡辺英伸. ポストHp時代に注目される胃病変 A型胃炎の臨床病理学的特徴. Gastroenterol Endosc 59(Suppl 1):881, 2017
[8] Lahner E, Norman GL, Severi C, et al. Reassessment of intrinsic factor and parietal cell autoantibodies in atrophic gastritis with respect to cobalamin deficiency. Am J Gastroenterol 104:2071-2079, 2009
[9] Haruma K, Komoto K, Kawaguchi H, et al. Pernicious anemia and Helicobacter pylori infection in Japan: evaluation in a country with a high prevalence of infection. Am J Gastroenterol 90:1107-1110, 1995
[10] 春間賢, 隅井浩治, 今西幸市, 他. 悪性貧血の合併胃病変とその背景胃粘膜の検討. 日内会誌 77:1393-1398, 1988
[11] Hsing AW, Hansson LE, McLaughlin JK, et al. Pernicious anemia and subsequent cancer. A population-based cohort study. Cancer 71:745-750, 1993
[12] Kokkola A, Sjöblom SM, Haapiainen R, et al. The risk of gastric carcinoma and carcinoid tumours in patients with pernicious anaemia. A prospective follow-up study. Scand J Gastroenterol 33:88-92, 1998
[13] Stockbruegger RW, Cotton PB, Menon GG, et al. Pernicious anaemia, intragastric bacterial overgrowth, and possible consequences. Scand J Gastroenterol 19:355-364, 1984
[14] Sato Y, Imamura H, Kaizaki Y, et al. Management and clinical outcomes of type I gastric carcinoid patients: retrospective, multicenter study in Japan. Dig Endosc 26:377-384, 2014
[15] 今村祐志, 春間賢, 佐藤祐一, 他. A型胃炎（高ガストリン血症）に伴う胃カルチノイド腫瘍の臨床的取り扱い. 胃と腸 48:1017-1022, 2013
[16] Ness-Abramof R, Nabriski DA, Braverman LE, Prevalence and evaluation of B12 deficiency in patients with autoimmune thyroid disease. Am J Med Sci 332:119-122, 2006
[17] Fallahi P, Ferrari SM, Ruffilli I, et al. The association of other autoimmune diseases in patients with autoimmune thyroiditis: Review of the literature and report of a large series of patients. Autoimmun Rev 15:1125-1128, 2016
[18] 高橋利匡, 原賢太, 高吉倫史, 他. 自己免疫性甲状腺炎における胃粘膜変化（自己免疫性多内分泌腺症候群3B型からの考察）. 日内会誌 105:81-85, 2016
[19] Whittingham S, Youngchaiyud U, Mackay IR, et al. Thyrogastric autoimmune disease. Studies on the cell-mediated immune system and histocompatibility antigens. Clin Exp Immunol 19:289-299, 1975
[20] Betterle C, Zanchetta R. Update on autoimmune polyendocrine syndromes (APS). Acta Biomed 74:9-33, 2003
[21] Kalkan Ç, Soykan I. Polyautoimmunity in autoimmune gastritis. Eur J Intern Med 31:79-83, 2016
[22] 中尾絵美子, 光永篤, 濱野徹也, 他. A型胃炎の経過観察中に関節リウマチを合併し橋本病を疑われた1例. 日消誌 107:1927-1932, 2010
[23] 永原靖浩, 田中彰一, 小坂恒徳, 他. A型胃炎の臨床的検討―胃腫瘍性病変, 悪性貧血, H. pylori感染との関連について. 医療 55:538-542, 2001
[24] 岡崎和一, 西尾彰政, 千葉勉. 新生仔期胸腺摘除マウスを用いた自己免疫性胃炎における壁細胞障害機序の解析とH. pylori感染の及ぼす影響. 日臨免疫会誌 22:459-463, 1999
[25] Ohana M, Okazaki K, Oshima C, et al. Inhibitory effects of Helicobacter pylori infection murine autoimmune gastritis. Gut 52:1102-1110, 2003
[26] Negrini R, Lisato L, Zanella I, et al. Helicobacter pylori infection induces antibodies cross-reacting with human gastric mucosa. Gastroenterology 101:437-445, 1991
[27] Appelmelk BJ, Simoons-Smit I, Negrini R, et al. Potential role of molecular mimicry between Helicobacter pylori lipopolysaccharide and host Lewis blood group antigens in autoimmunity. Infect Immun 64:2031-2040, 1996

Summary

Clinical Characteristics and Serological Findings of Type A Gastritis

Tomoari Kamada[1)], Naoki Sumi,
Mitsuhiko Suehiro[2)], Noriaki Manabe[3)],
Hirofumi Kawamoto[2)], Akiko Shiotani[4)],
Yasumasa Monobe[5)], Kazuhiko Inoue[6)],
Nobumi Hisamoto, Toshihiro Takao[1)],
Ken Haruma[2)]

Type A gastritis is currently considered an uncommon disease in Japan because PA (pernicious anemia) and gastric type I NET are less frequent in Japan compared to western countries. Recently, diagnoses of type A gastritis by endoscopic gastric cancer examinations are increasing. Our study aims to elucidate the clinical characteristics of patients with type A gastritis from our institute. Type A gastritis was defined by reversed gastric mucosal atrophy observed during endoscopy and the presence of anti-parietal cell, anti-intrinsic factor antibodies, enterochromaffin-like hyperplasia, or ECM (endocrine cell micronests).

Forty-seven patients (20 men, 27 females ; mean age 64.4 years, range 3-89 years) were diagnosed with type A gastritis in this study. PA was present in seven patients (14.9%), and eight patients (17.0%) had autoimmune disease (five chronic thyroiditis, three Graves' disease, and one type I diabetes mellitus, including duplication). Six patients were diagnosed with Gastric NET, and six were diagnosed with adenocarcinoma (12.8%) (five early stage and one advanced). Thirty-six patients (87.8%, 36/41) were positive for anti-parietal cell antibodies, and 12 patients (41.4%, 12/29) were positive for anti-intrinsic factor antibodies. ECM of corpus mucosa was detected in 22 patients (71.0%, 22/31). The mean serum gastrin level was 2,930.0±1,849.8pg/mL and the mean PG I level was 6.6±4.1ng/mL. Four patients (8.9%, 4/45) were positive for *Helicobacter pylori* infection.

[1] Department of Health Care Medicine, Kawasaki Medical School, Kurashiki, Japan
[2] Department of General Internal Medicine 2, Kawasaki Medical School, Kurashiki, Japan
[3] Division of Endoscopy and Ultrasonography, Department of Clinical Pathology and Laboratory Medicine, Kawasaki Medical School, Kurashiki, Japan
[4] Division of Gastroenterology, Department of Internal Medicine, Kawasaki Medical School, Kurashiki, Japan
[5] Department of Pathology, Kawasaki Medical School, Kurashiki Japan
[6] Long Life Hospital, Junpukai, Okayama, Japan

主题　A型胃炎的最新见解

A型胃炎的图像表现
——自身免疫性胃炎的胃X线造影表现：多中心回顾性研究

中岛 滋美[1-3]
青木 利佳[4]
八板 弘树[5]
藏原 晃一
山本 和雄[3]
伊藤 慎芳[6]
入口 阳介[7]
安田 贡[8]
山道 信毅[9]
春间 贤[10-12]

摘要● 本文就自身免疫性胃炎（autoimmune gastritis, AIG）的胃X线造影表现施行了多中心回顾性研究。对象是2000年1月—2018年9月末接受胃X线造影检查的AIG患者。诊断以内镜表现或病理组织学上的胃体部萎缩和自身抗体阳性为必需的。患者为22例（女性18例，男性4例），平均年龄为61.7岁。在AIG初期病例，胃底腺区呈颗粒样粗糙型的胃黏膜表现。在21例萎缩发展病例，全部病例呈鲨鱼皮样、近于平滑的中间型或磨玻璃样黏膜表现，在其中18例胃体部皱襞消失。幽门螺杆菌感染和AIG的X线造影表现之间无关。在AIG患者的50%合并有息肉或隆起性病变。

关键词　自身免疫性胃炎　A型胃炎　胃X线造影检查　鲨鱼皮样胃黏膜　胃体部皱襞消失

[1] 滋贺医科大学地域医疗教育研究拠点
[2] JCHO滋贺病院综合诊疗科　〒520-0846 大津市富士见台16-1
　　E-mail：shigemin@rainbow.plala.or.jp
[3] 同　消化器内科
[4] とくしま未来健康づくり機構德岛县综合健诊センター
[5] 松山赤十字病院胃肠センター
[6] 四谷メディカルキューブ消化器内科
[7] 東京都がん検診センター消化器内科
[8] KKR高松病院人間ドックセンター
[9] 東京大学医学部附属病院予防医学センター
[10] 川崎医疗福祉大学
[11] 川崎医科大学
[12] 淳風会医疗诊疗セクター

前言

自身免疫性胃炎（autoimmune gastritis, AIG）是1973年由Strickland和Mackey总结的疾病，以胃底腺区的胃黏膜萎缩、酸分泌减少、抗壁细胞抗体（PC抗体）或抗内因子抗体（IF抗体）阳性、血清胃泌素值升高为特征，有时合并恶性贫血。在组织病理学上，与胃窦部相比，以胃体部为主的慢性炎症和萎缩为特征，被称为A型胃炎。虽然在日本AIG一直被认为是罕见的疾病，但在2013年寺尾等报道，在并用血清幽门螺杆菌（Helicobacter pylori, H. pylori）抗体检查和胃蛋白酶原（pepsinogen, PG）法的所谓的ABC检诊中，在幽门螺杆菌抗体阴性且PG法阳性（所说的D组）中竟然包含25%的AIG患者，从而引起了人们的关注。之后，青木等报道，在门诊患者中A型胃炎的发生率至少为0.49%，明确了这绝不是罕见的疾病。最近，幽门螺杆菌除菌疗法前后的背景胃黏膜诊断成了理所当然的事，随着对AIG的关注度提高，其诊断病例和学术会议报道正在增加。

在 2019 年 12 月末的时候，无论在 PubMed 还是《医学中央杂志》都没有关于 AIG 或 A 型胃炎的胃 X 线造影表现的综述报道。虽然连病例报道论文都没有找到，但在"考虑幽门螺杆菌感染的胃癌诊断研究会（http://hp-igan-kenshin.kenkyuukai.jp/about/）"的实践研究讨论中多次提示了 AIG 相关的图像，在综述和成书中有少量记载。由于这种情况，此次以捕捉 AIG 的胃 X 线造影表现的概略为目的，实施了多中心回顾性研究。

对象和方法

在 2000 年 1 月 1 日 — 2018 年 9 月 30 日，在参与的临床研究机构中，以根据后述的标准诊断为 AIG 的病例中接受胃 X 线造影检查的病例为对象，回顾性地收集了 X 线造影表现和血液检查结果，通过问诊或病历收集了幽门螺杆菌除菌史。胃切除后使用质子泵抑制剂（proton pump inhibitor，PPI）的患者或肾功能不全患者由于血液检查值变得异常而被排除在研究对象之外。虽然幽门螺杆菌现症感染、曾感染以及正在使用维生素 B_{12}（以下记作 B_{12}）的患者未被排除在外，但尽可能把握其详细情况进行了研究。关于对象者的知情同意，因为是回顾性研究，所以采取了选择退出（opt out）方式。本研究于 2018 年 10 月获得了 JCHO 滋贺医院的研究伦理审查委员会的批准。关于 PG 法的判定参考了最近伊藤的解说[7]。血清胃泌素值和 B_{12} 值的分界值（cutoff value）按照各临床研究机构的标准。

关于胃黏膜表面的表现，在胃窦部、胃角部及胃体部，根据中岛/伊藤的方法分为平滑型、粗糙型及中间型（所谓的中间型是幽门螺杆菌未感染和现症感染的中间的表现，作为曾感染的表现）。对于可能的病例还进行了亚分类。在多种黏膜表现混在一起的情况下，选择 2 种具有代表性的表现。胃体部的皱襞也根据中岛/伊藤的方法分为 A ~ D 型（中岛分类）和根据 4 分割法的皱襞的扫出区域数（伊藤分类）进行了评价。在对皱襞的扫出区域数感到难以确定的情况下，采用大的数值。进一步比较胃窦部和胃底腺区（胃体部和胃角部）的胃黏膜表面的表现，在图像上前者比后者明显平滑的为 A 型，同等的为 P 型。同时调查了背景胃黏膜以外的局部病变。对于能获得多年图像的病例，在研究中加入了最新的图像，并与过去的图像进行了对比。图像的评价由本文第一作者中岛单独实施，其他研究者为研究计划和论文的完成做出了贡献。

AIG的诊断标准和用语

在日本，AIG 的诊断标准还没有确定，根据各临床研究机构的不同而不同。因此，在开始本研究之前，通过 E-mail 在合作研究人员之间协调意见，将用**表 1** 的标准诊断为 AIG 的病例为对象。此次排除了自身抗体呈阴性的 AIG 病例。

另外，之所以使用"AIG"而不是"A 型胃炎"这一用语，是因为考虑到在幽门螺杆菌感染 AIG 患者，胃黏膜的萎缩可能并不是以胃体部为主。也就是说，考虑到由于胃体部为主的典型的 A 型胃炎在幽门螺杆菌阴性病例可以看到，而在幽门螺杆菌感染 AIG 是伴于胃窦部为主的胃炎或广泛性胃炎发生胃底腺萎缩，因此

表 1 本研究中自身免疫性胃炎（AIG）的诊断标准

必需的项目
①在内镜检查或活检病理组织镜检中胃体部萎缩
②抗胃壁细胞抗体或抗内因抗体阳性
追加项目
③血清胃泌素高值
④血清维生素B_{12}低值
⑤血清胃蛋白酶原Ⅰ低值
⑥在活检组织中出现内分泌细胞团（ECM）或内分泌细胞增生（ECH）或幽门部G细胞增生
⑦内镜或病理组织学上胃体部为主的萎缩

①且②为必需的，加上③~⑦中满足 1 个以上的诊断为自身免疫性胃炎（AIG）。这次排除了自身抗体阴性的病例。ECM：endocrine cell micronest，内分泌细胞微巢；ECH：endocrine cell hyperplasia，内分泌细胞增生

表2 自身免疫性胃炎病例一览表（按男女、年龄顺序）

病例	性别	年龄（岁）	PC抗体（倍）	PG I (ng/mL)	PG II (ng/mL)	PG I/II比	胃泌素 (pg/mL)	维生素B$_{12}$ (pg/mL)	*H. pylori* 除菌史	*H. pylori* 抗体 (U/mL)
1	女（F）	43	20	3.1	5.2	0.6	5300	270		
2	女（F）	49	160	15.1	9.5	1.6	3000以上			3.1
3	女（F）	55	80	5.8	11.4	0.5	1818			<3.0
4	女（F）	56	10	24.6	14.1	1.7	340			<3.0
5	女（F）	57	10	2.6	5	0.5	1519			<3.0
6	女（F）	57	80	3	10.4	0.3	5500			<3.0
7	女（F）	58	40	6.6	12.7	0.5	3094	341		<3.0
8	女（F）	58	80	15.6	13.1	1.2	2989			<3.0
9	女（F）	59	640	6.2	15.8	0.4	4511	276	有	
10	女（F）	60	80	10.4	11.7	0.9	2180	157	有	
11	女（F）	62	80	19.5	10.8	1.8			有	<3.0
12	女（F）	64	40	12.8	9.5	1.3	254		有	<3.0
13	女（F）	67	20	7.2	6.3	1.1	3000以上			<3.0
14	女（F）	68	40				170	449	有	
15	女（F）	68	40	14.4	11.3	1.3	2084	446		<3.0
16	女（F）	76	80	16.1	15	1.1	1800	676		<3.0
17	女（F）	76	80				3648			<3.0
18	女（F）	76	20				781			<3.0
19	男（M）	49	10	3.4	4.5	0.8	2800		有	
20	男（M）	59	80	12.5	14.2	0.9	1500	450		<3.0
21	男（M）	69	80	8.5	17.4	0.5	2544	182		<3.0
22	男（M）	71	20	8.8	4.9	1.8	4054	51		<3.0
平均		61.7	81.4	10.3	10.7	1.0	2467.7	329.8		
最大		76	640	24.6	17.4	1.8	5500	676		
最小		43	10	2.6	4.5	0.3	170	51		
计算病例数		22	22	19	19	19	19	10		

很有可能不一定是以胃体部为主。在此次的研究中，因为不排除幽门螺杆菌感染者，所以没有将"胃体部为主的萎缩"作为诊断的必需项目。

结果

1. 统计学事项（表2）

在调查期间，被诊断为AIG并能够获得胃X线造影像的病例有：德岛未来健康养成机构17例，JCHO滋贺医院3例，松山红十字医院2例，共计22例。性别为女性18例，男性4例，以女性居多。平均年龄（范围）为61.7岁（43～76岁）。在年龄上男女间未见显著性差异（t检验）。PC抗体效价最高为640倍，最低为10倍，平均为81.4倍。能够施行PG检查的有19例，PG I值最大也不过为24.6 ng/mL，较低，平均为10.3 ng/mL。无测定IF抗体的病例。PG I/II比同样最大也只有1.8，很低，平均为1.0。测定血清胃泌素值的有21例，由于分界值在2个临床研究机构为200 pg/mL，在1个临床研究机构于2018年4月之前为172 pg/mL、之后

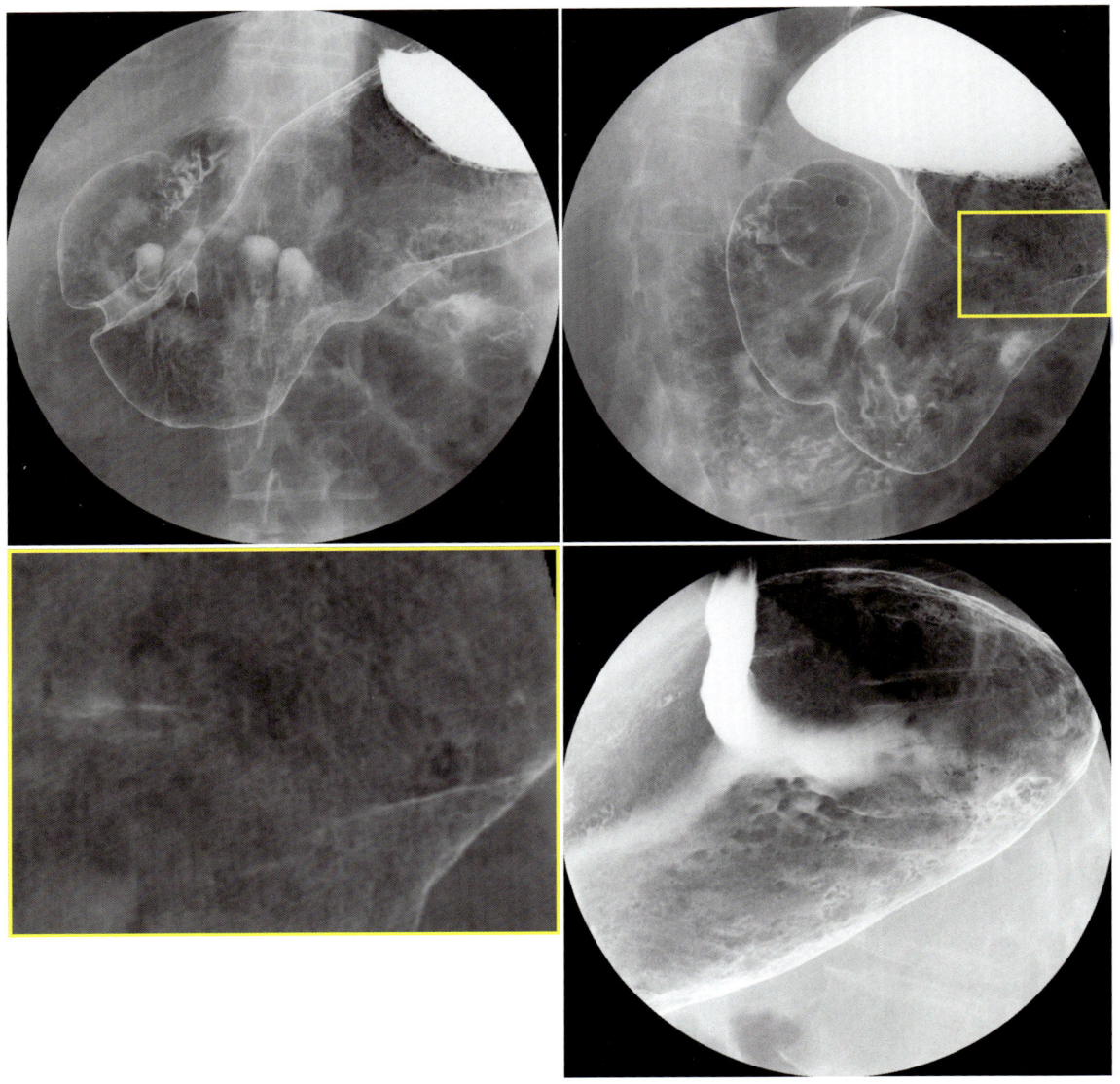

a	b
c	d

图1 [病例7] 58岁，女性。无除菌史。
a~d X线造影像。a：仰卧位双重造影正面像（偏向于第2斜位）；b：仰卧位双重造影第1斜位像；c：b的黄框部放大像；d：半立位第2斜位像。

为200 pg/mL，因此21例中有20例的胃泌素值判定为高值。即使除外超过标度值的2例（3000 pg/mL以上），平均值也为2467.7 pg/mL，呈高值。B_{12}值能够测定的有10例，将分界值定为233 pg/mL的有2个机构，定为180 pg/mL的有1个机构，按照它们各自的标准判定时，有3例为低值。B_{12}的平均值（范围）为329.8 pg/mL（51~676 pg/mL）。有除菌史的有6人，其他16人没有除菌史。幽门螺杆菌抗体效价在无除菌史的1例为3.1 U/mL，其他的测定者全部小于3.0 U/mL。

2. 病例

（1）典型病例

[病例7，图1] 58岁，女性。无除菌史。

胃体部的皱襞消失，皱襞的分布为中岛分类D（扫出区域数为伊藤分类0区域）。胃整

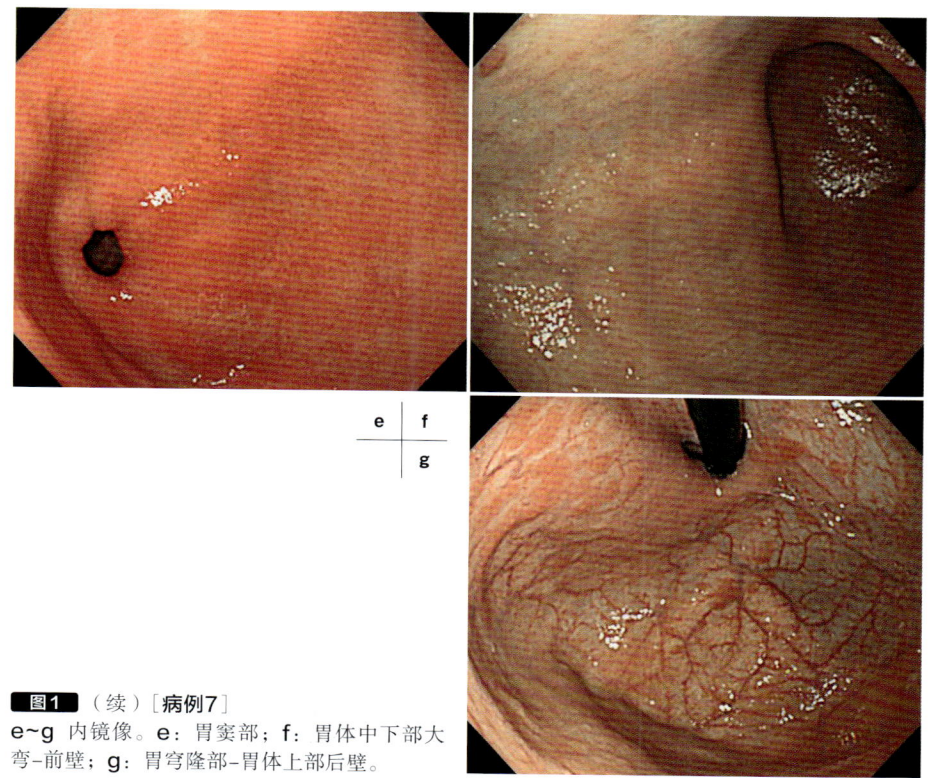

图1 （续）[病例7]
e~g 内镜像。e：胃窦部；f：胃体中下部大弯-前壁；g：胃穹隆部-胃体上部后壁。

体被平滑的黏膜所覆盖，但仔细看的话，从胃体部到胃角部的胃底腺区与胃窦部相比，黏膜有更粗糙的感觉。虽然两者都是平滑型的，但在胃窦部乍一看像是无结构的天鹅绒样黏膜；在胃底腺区，可以看到细小均一、无肿大的胃小区呈微细网状，笔者将其称为鲨鱼皮样或鱼皮样黏膜。PG I 为 6.6 ng/mL，明显为低值，因此认为是胃体部皱襞消失了的鲨鱼皮样黏膜萎缩进展的胃底腺黏膜的表现（图1a~c）。在胃贲门正下方见有多发性结节状、不规则形的低矮隆起（图1d）。这可与残存胃底腺黏膜、肠嗜铬样（enterochromafine-like, ECL）细胞增生、类癌、增生性息肉、黏膜相关淋巴组织（mucosa-associated lymphoid tissue, MALT）淋巴瘤等相鉴别。

在内镜检查中，胃窦部正常，未见萎缩的表现（图1e）；在胃体部，大弯的皱襞消失，整体上可以看到能透见血管的萎缩黏膜（图1f）；从胃穹隆部到胃体上部，在血管透见征明显的萎缩黏膜上发现了与X线造影表现一致的扁平而平滑的多发斑状黏膜，被认为是残存胃底腺黏膜（图1g）。

此前一直将鲨鱼皮样胃黏膜作为幽门螺杆菌未感染正常胃的胃窦部-胃角部的平滑型黏膜的表现之一，此次在胃体部见有鲨鱼皮样黏膜，它被认为是AIG的表现，因此有必要特别区分鲨鱼皮样黏膜。为此，不仅是简单地将胃黏膜表面的表现分为平滑型、粗糙型及中间型，而且应尽可能地附记亚分类。

[病例4，图2] 56岁，女性。无除菌史。
胃体部的皱襞几乎完全消失，但可以看到痕迹程度的细皱襞。这种皱襞一改变体位就几乎看不见了。皱襞的分布为中岛分类的C或D，扫出区域数为伊藤分类的1或2，范围小。从胃体部到胃角部的黏膜为小型的大小不一的颗粒状黏膜密集，见有胃小区的弥漫性肿大。与

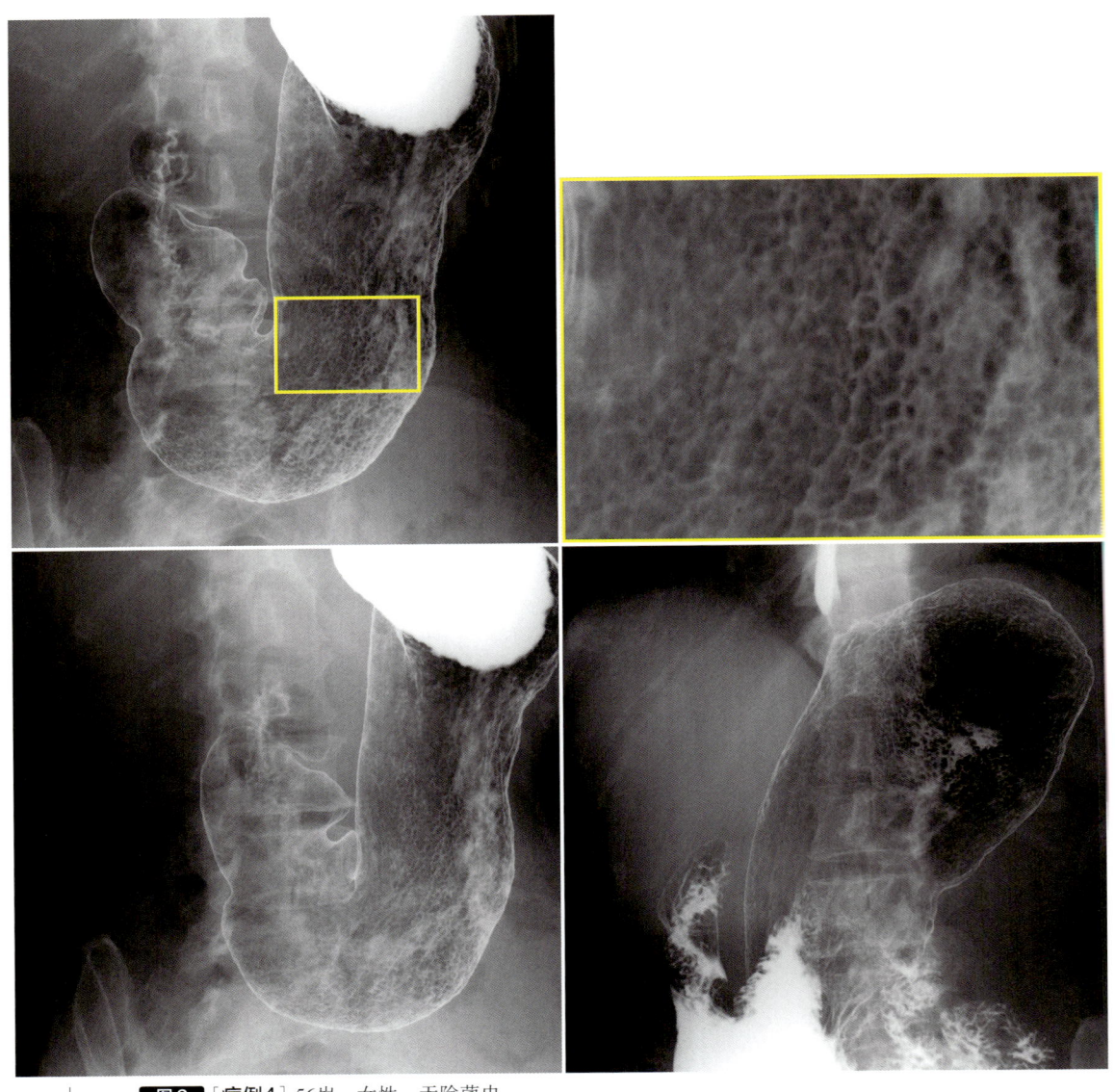

a	b
c	d

图2 [病例4] 56岁，女性。无除菌史。
a~d X线造影像。a：仰卧位双重造影正面像；b：a的黄框部放大像；c：仰卧位双重造影第1斜位像；d：半立位第2斜位像。

此相对，胃窦部为磨玻璃样的胃黏膜（**图2a～c**）。在胃穹隆部的黏膜也见有与胃体部同样的弥漫性颗粒样黏膜（**图2d**）。

在内镜检查中，胃窦部无萎缩，为正常（**图2e**）。胃体中下部大弯的皱襞消失，发现正常颜色的大小不同、平滑而平缓的隆起，其周围围绕着白色的凹陷黏膜（**图2f**）。在靛胭脂染色图像中，见有铺路石样黏膜（**图2g**）。

在本病例，作为PPI相关性胃病被列举鉴别，但在本研究中，因为PPI使用者被排除在外，即使从排除中被漏掉，PG Ⅰ值也不是高值，因此PPI的使用是否定的。由于PG Ⅰ为24.6 ng/mL，为轻度低值，被认为是胃底腺萎缩正在进展的病例。扁平隆起周围的白色凹

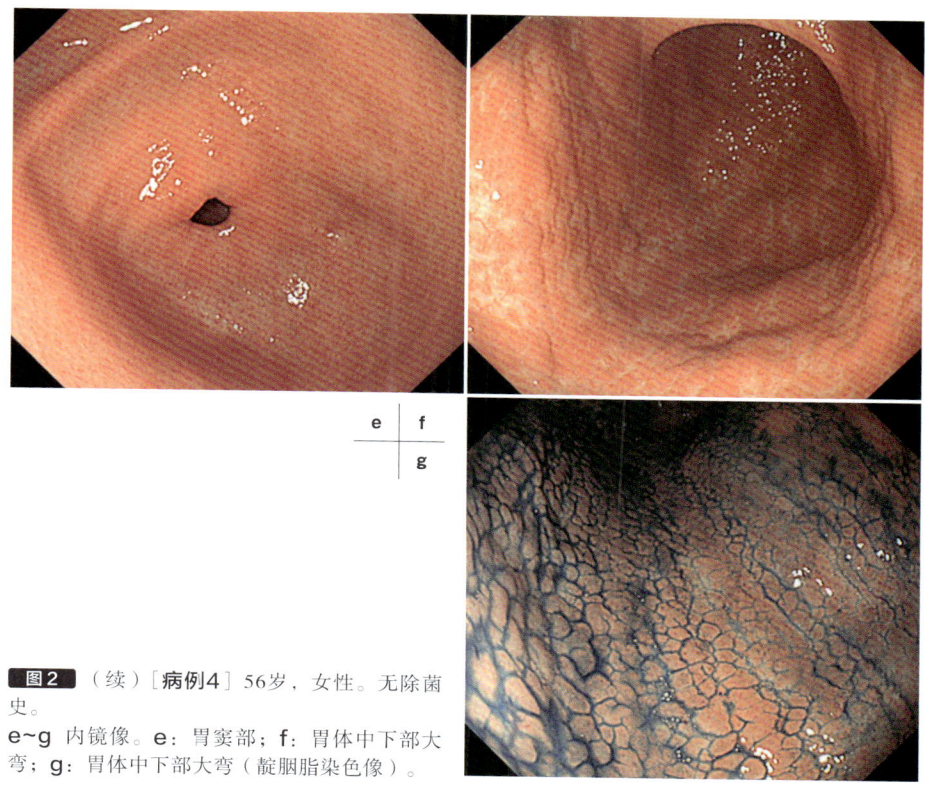

■图2 （续）[病例4] 56岁，女性。无除菌史。
e~g 内镜像。e：胃窦部；f：胃体中下部大弯；g：胃体中下部大弯（靛胭脂染色像）。

陷黏膜是萎缩黏膜，相对隆起的正常颜色的黏膜被认为是残存胃底腺黏膜。

本病例是胃底腺萎缩正在进展阶段的 AIG 病例。在 X 线造影像中，在胃体部和胃穹隆部发现颗粒样的胃小区肿大和皱襞的模糊化，乍一看是被错误诊断为幽门螺杆菌感染性慢性活动性胃炎（chronic active gastritis, CAG）的图像表现。但是，因为胃窦部是天鹅绒样的平滑型黏膜，即未感染正常胃的表现，因此与胃体部的表现相矛盾。本病例虽然作为 PPI 相关性胃病被列举鉴别，但根据问诊和 PG I 值、PC 抗体检查的结果综合判断，诊断为萎缩进展中的 AIG 病例。

（2）有除菌史的病例

[病例11，图3] 62岁，女性。

在10年前，从胃体部到胃窦部发现弥散性颗粒样肿大的胃小区，皱襞也肿大，可以诊断为幽门螺杆菌感染性 CAG（图3a~c）。

在7年前，也能诊断为幽门螺杆菌感染性 CAG，但被皱襞所夹部分的肿大的胃小区整体变为小型，接近于鲨鱼皮样黏膜（图3d，e）。此后，施行了幽门螺杆菌除菌疗法。

在5年前（除菌后1年左右）的 X 线造影检查中，皱襞变成中间型，胃黏膜表面的表现也呈中间型（图3f，g）。在内镜检查中，为在胃窦部有轻度萎缩的 C-1 型慢性非活动性胃炎（chronic inactive gastritis, CIG）（图3h~j）。当比较内镜表现和 X 线造影表现时，X 线造影表现方面明显不正常，为可以说是典型的除菌后 CIG 的表现（图3f，g）。与此相对，内镜表现如果是不知道除菌史的话，就有可能错误诊断为未感染正常胃样的表现（图3h~j）。

最新（除菌后5年以上）的 X 线造影表现乍一看也正常，但胃体部的皱襞稍细而不清晰，胃黏膜表面的表现从胃体部到胃窦部呈弥漫性

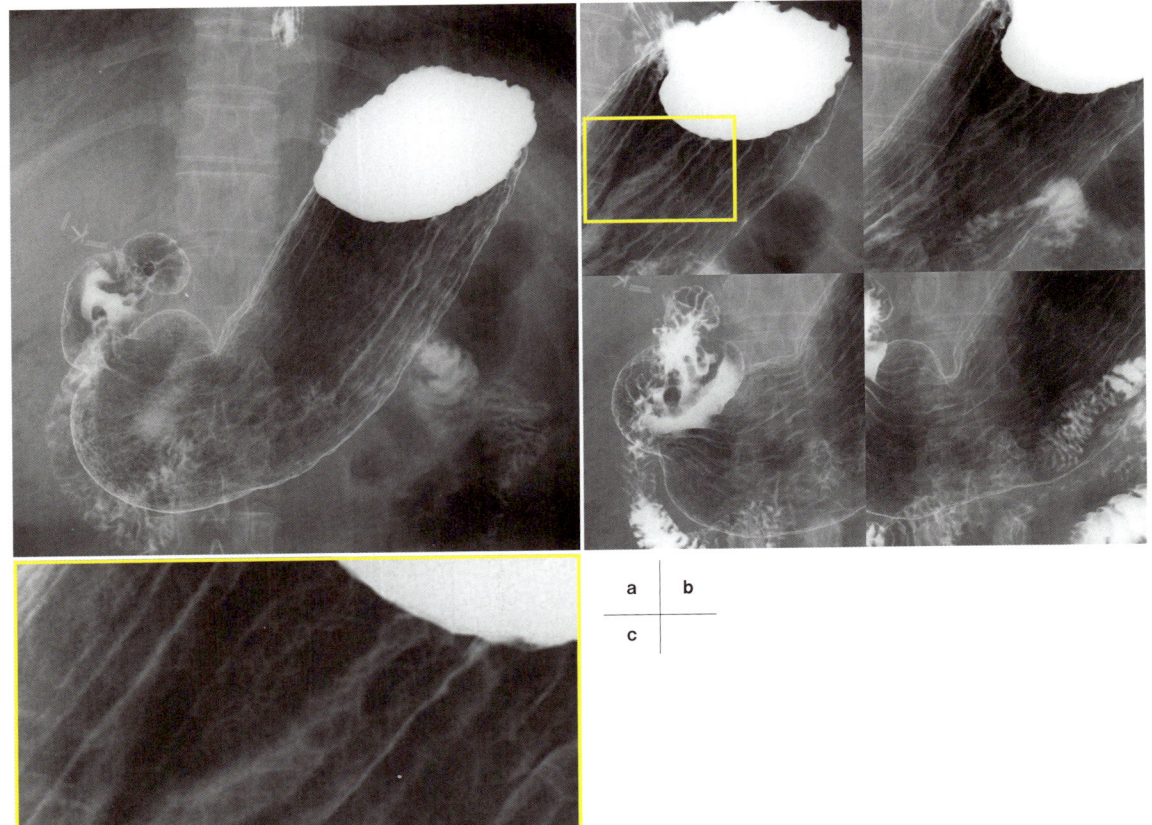

图3 ［病例11］62岁，女性。有除菌史。
a~c 10年前（除菌前）的X线造影像。a：仰卧位双重造影正面像；b：仰卧位四分区像；c：b的黄框部放大像。

鲨鱼皮样（**图 3k~m**）。在内镜表现中，胃窦部是无萎缩的正常胃黏膜（**图 3n**），但在胃体下部－胃体上部的前后壁和小弯处见有萎缩，可以诊断为 O-2 或 O-3 的 CIG（**图 3o，p**）。当比较 X 线造影表现和内镜表现时，在内镜表现方面，在胃体部大弯处残留有皱襞，即使为幽门螺杆菌除菌后的 CIG 也不矛盾。只是，胃窦部在除菌后很干净。另一方面，X 线造影表现不仅是大弯处，在整个胃底腺区都是感觉有轻度萎缩的 CIG 的表现，与内镜表现略有不同（**图 3l~n**）。胃窦部在内镜检查中基本正常，但在 X 线造影检查中，不是在未感染正常胃见有的典型的天鹅绒样，而是鲨鱼皮样。

本病例当初被诊断为幽门螺杆菌感染性 CAG，但在除菌后被诊断为 AIG。当回顾性重新审视时，在最初的 X 线造影像中，虽然没有除菌，但肿大的胃小区随着时间的推移变小，可以认为是胃体部的萎缩在进展中。此后，当进行除菌时，最初是无法与通常的 CIG 区分的 X 线造影表现，但过了 5 年之后（在最新的图像中）变成了乍一看与未感染正常胃类似的胃黏膜。但是，见有皱襞的模糊化和从胃体部到胃角部的弥散性的鲨鱼皮样胃黏膜，可以认为扫出了在胃底腺区具有广泛萎缩的 CIG。在胃窦部无 CAG 的表现，可以看到与胃体部大致相同的鲨鱼皮样黏膜。根据在同时期的内镜像中胃体部的皱襞残存着，可以诊断为具有中等程度以上萎缩（O-2 ~ O-3）的 CIG。胃窦部的萎

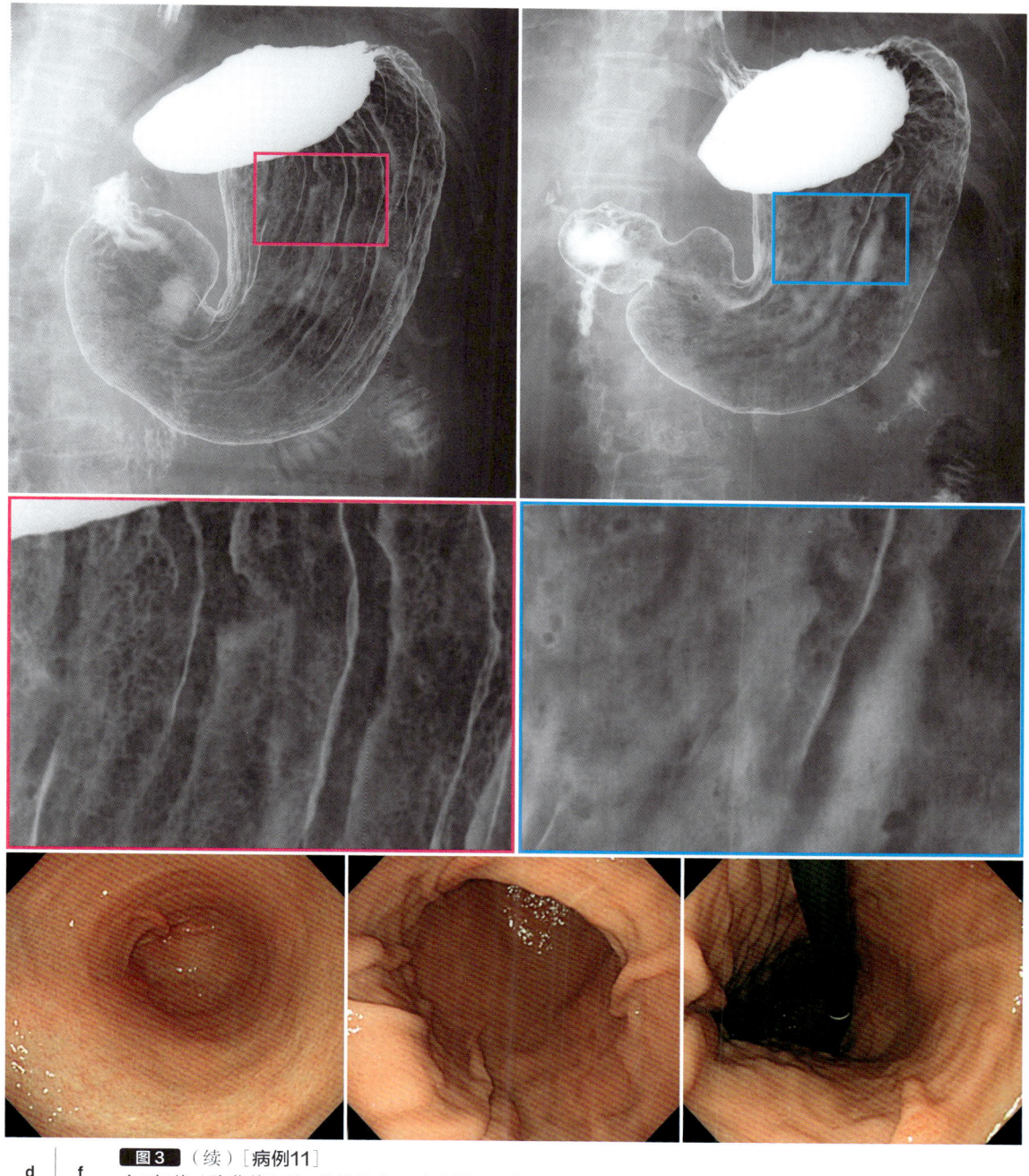

图3 （续）[病例11]

d	f
e	g
h	i	j

d 7年前（除菌前）的X线仰卧位双重造影正面像。
e d的红框部放大像表现。
f 5年前（除菌后）的X线仰卧位双重造影正面像。
g f的蓝框部放大像。
h~j 5年前的内镜像。h：胃窦部；i：整个胃体下部；j：胃体中部仰视。

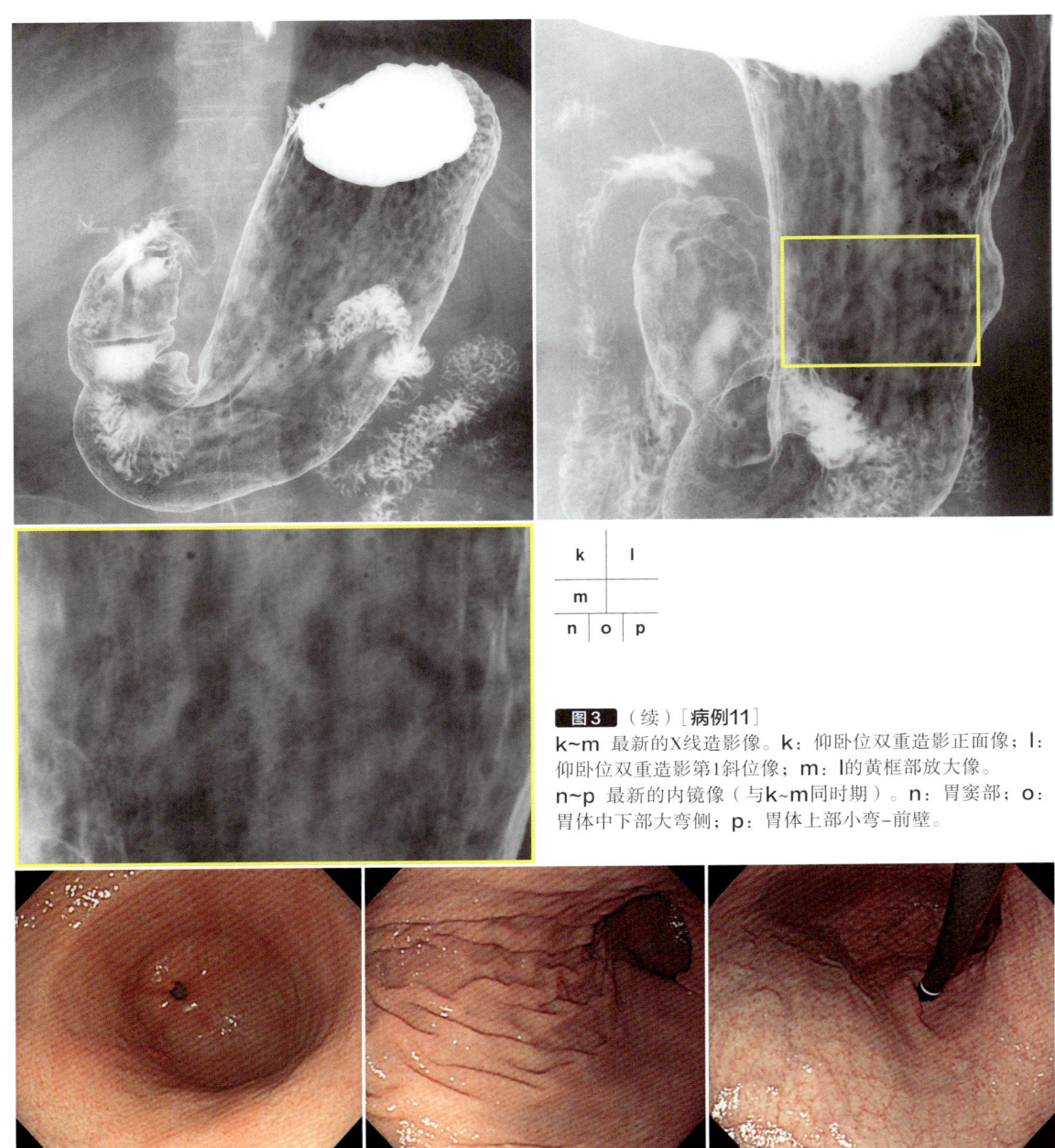

图3 （续）[病例11]
k~m 最新的X线造影像。k：仰卧位双重造影正面像；l：仰卧位双重造影第1斜位像；m：l的黄框部放大像。
n~p 最新的内镜像（与k~m同时期）。n：胃窦部；o：胃体中下部大弯侧；p：胃体上部小弯–前壁。

缩有所改善，看起来与正常胃黏膜基本相同，从内镜表现来看，可以说是胃体部为主的萎缩。虽然认为内镜表现和X线造影表现有点背离，但考虑这可能是由于在内镜观察中采取左侧卧位和空气量略少的缘故。

3. X线造影表现的总结
（1）皱襞的表现（**表3**）

关于皱襞的分布，有一部分病例不好判定，并记了两者。乍一看图像时，所有的病例都是皱襞消失了的中岛分类的D型，但当认真观察时，根据空气量和体位的不同而扫出皱襞的病例有4例。即22例中有18例（81.8%）是皱

表3 自身免疫性胃炎的胃X线造影表现汇总（按有无幽门螺杆菌除菌史分类）

病例	H. pylori 除菌史	H. pylori 抗体	皱襞 分布型*	皱襞 区域数**	形状	黏膜表面的表现 胃窦部	黏膜表面的表现 胃角部	黏膜表面的表现 胃体中下部	胃炎型†	与过去的比较
1	无		D	0	消失	鲨鱼皮样	鲨鱼皮样	鲨鱼皮样	P	不变
2	无	3.1	D	0	消失	近于平滑的中间型	鲨鱼皮样	鲨鱼皮样	P	无数据
3	无	<3.0	D	0	消失	天鹅绒样	鲨鱼皮样、近于平滑的中间型	鲨鱼皮样、近于平滑的中间型	A	无数据
4	无	<3.0	D或C	2	细而粗糙	磨玻璃样	颗粒样粗糙型	颗粒样粗糙型	A	无数据
5	无	<3.0	D	0	消失	磨玻璃样、天鹅绒样	近于平滑的中间型	近于平滑的中间型，一部分鲨鱼皮样	P	不变
6	无	<3.0	D	0	消失	天鹅绒样	鲨鱼皮样、近于平滑的中间型	鲨鱼皮样、近于平滑的中间型	A	无数据
7	无	<3.0	D	0	消失	天鹅绒样	鲨鱼皮样	鲨鱼皮样	A	无数据
8	无	<3.0	D	0	消失	磨玻璃样	鲨鱼皮样、磨玻璃样	鲨鱼皮样、近于平滑的中间型	A	不变
13	无	<3.0	D	0	消失	磨玻璃样	鲨鱼皮样或小铺路石样中间型	鲨鱼皮样或小铺路石样中间型	A	不变
15	无	<3.0	D	0	消失	天鹅绒样	磨玻璃样	磨玻璃样	A	无数据
16	无	<3.0	D	0	消失	天鹅绒样	近于平滑的中间型	近于平滑的中间型，一部分多发结节样	X	无数据
17	无	<3.0	D	0	消失	鲨鱼皮样、中间型	鲨鱼皮样	鲨鱼皮样、近于平滑的中间型	P	无数据
18	无	<3.0	D或C	2	细而粗糙	中间型	鲨鱼皮样	鲨鱼皮样、中间型	P	无数据
20	无	<3.0	D	0	消失	鲨鱼皮样	鲨鱼皮样	鲨鱼皮样	P	从皱襞粗的CAG到广泛萎缩CIG
21	无	<3.0	D	0	消失	近于平滑的中间型	鲨鱼皮样	鲨鱼皮样、近于平滑的中间型	P	从胃窦部粗糙的CAG到广泛萎缩CIG
22	无	<3.0	D	0	消失	平滑、近于平滑的中间型	近于平滑的中间型	近于平滑的中间型	A	不变
9	有		D或C	1	细而粗糙	平滑、中间型	磨玻璃样、中间型	近于平滑的中间型	A	不变
10	有		D	0	消失	近于平滑的中间型	平滑、近于平滑的中间型	近于平滑的中间型	P	无数据

续表

病例	H. pylori 除菌史	H. pylori 抗体	皱襞分布型*	皱襞区域数**	皱襞形状	黏膜表面的表现 胃窦部	黏膜表面的表现 胃角部	黏膜表面的表现 胃体中下部	胃炎型†	与过去的比较
11	有	<3.0	A或D	4	细而粗糙	鲨鱼皮样	鲨鱼皮样	鲨鱼皮样	P	从CAG到广泛萎缩CIG
12	有	<3.0	D	0	消失	磨玻璃样	鲨鱼皮样	鲨鱼皮样	A	无数据
14	有		D	0	消失	磨玻璃样	近于平滑的中间型,一部分鲨鱼皮样	近于平滑的中间型,一部分鲨鱼皮样	A	不变
19	有		D	0	消失	磨玻璃样	磨玻璃样	磨玻璃样	A	无数据

皱襞和黏膜表面表现的评价参照文献[6]。

*:A:胃体部皱襞直到胃体下部大弯或小弯可看到的;B:胃体部皱襞直到胃体下部大弯可以看到,但看不到小弯的;C:胃体部皱襞在胃体部大弯侧可看到,但在小弯侧看不到的;D:胃体部皱襞几乎完全看不到。

**:在仰卧位双重造影正面像中将胃体部分割成4个区域,用数字半定量地评价皱襞被扫查出区域数的方法。

†:A:胃窦部胃黏膜表面表现与胃底腺区胃黏膜相比是平滑的(胃体部为主型);P:胃窦部胃黏膜表面表现与胃底腺区胃黏膜相比是同样的(广泛萎缩型)。

CAG:chronicactive gastritis,慢性活动性胃炎。

襞完全消失的中岛分类的D型。在皱襞被扫出的病例,皱襞宽度为2~3 mm,比通常的正常皱襞(3~5 mm)窄,高度低,是表面不光滑的形状。从有无除菌史来看,皱襞的表现没有差异。

(2)黏膜表面的表现(表3)

关于黏膜表面的表现,胃窦部粗糙型的病例1例也没有,全部是平滑型或中间型。当把没有中间型的混合存在、天鹅绒样或鲨鱼皮样的黏膜作为平滑型时,在无除菌史的患者中有7例、在有除菌史的患者中有1例为平滑型;当把磨玻璃样的黏膜包括在中间型中时,在无除菌史的患者中有9例、有除菌史的患者中有5例是中间型。在这些数据之间没有显著性差异(χ^2检验)。天鹅绒样的平滑型胃黏膜在无除菌史的患者中有5例,但在有除菌史的患者中1例也没有(无显著性差异,χ^2检验)。

胃角部和胃体部在14例(63.6%)中呈完全相同的黏膜表现。在其他8例中,在胃角部和胃体部的表现也基本相似。在胃角部或胃体部见有粗糙型胃黏膜的病例只有1例,其他全都是平滑型或中间型。在呈平滑型的病例中,没有天鹅绒样的黏膜,全部是鲨鱼皮样的。在胃角部和胃体部的全部或一部分见有鲨鱼皮样胃黏膜的病例在22例中有15例(68.2%)。在呈中间型的病例中,近于平滑的中间型有11例,磨玻璃样的有4例。

关于胃炎的类型,在无除菌史的患者中为A型8例、P型7例,在有除菌史的患者中为A型4例、P型2例,两组之间没有显著性差异(χ^2检验)。

能够参照过去的X线造影图像的病例有10例。其中7例在图像上没有大的变化,但在3例中,从CAG的表现变成了P型的广泛萎缩性CIG。

(3)局部表现(表4)

在AIG患者的胃,22例中有11例(50.0%)见有局部表现。除菌史的有无和胃炎的类型与局部表现的发现率之间没有关系。在局部表现中,多为多发性息肉或结节样病变,也有怀疑为胃癌的表现。发现了5例能够指出可能残存胃底腺黏膜的病例,但这些病例全部都无除菌史。被怀疑残存胃底腺黏膜的部位如**表4**所示。

讨论

对22例AIG病例研究了胃X线造影表现。可以指出的AIG的X线造影表现的特征有,

表4 自身免疫性胃炎的局部病变

病例	H. pylori 除菌史	性别	年龄（岁）	胃炎型	局部表现	怀疑为残存胃底腺黏膜的部位和表现
1	无	女（F）	43	P		
2	无	女（F）	49	P		
3	无	女（F）	55	A		
4	无	女（F）	56	A		胃底腺区整体颗粒样胃小区肿大
5	无	女（F）	57	P		
6	无	女（F）	57	A		
7	无	女（F）	58	A	在胃体上部后壁多发结节阴影。怀疑为残存胃底腺黏膜	胃体上部后壁集簇性多发结节阴影
8	无	女（F）	58	A	胃体部整体FGP样息肉多发。在胃体上部见有大的息肉，疑为FHP	
13	无	女（F）	67	A	胃体部FGP样息肉多发。胃体上部的也有不是FGP的可能性	
15	无	女（F）	68	A	疑为胃窦部FHP（大于10mm）。胃体上部小息肉样隆起多发。	胃体上部大弯皱襞肿大
16	无	女（F）	76	X	从胃体上中后壁到大弯，结节样胃黏膜扩展。疑为残存胃底腺黏膜	从胃体上中部后壁到大弯有结节性变化
17	无	女（F）	76	P		
18	无	女（F）	76	P		
20	无	男（M）	59	P	从胃体上部大弯起后壁多发性结节性隆起。疑为残存胃底腺黏膜	从胃体上部大弯起后壁多发性结节性隆起
21	无	男（M）	69	P	胃窦部隆起性病变，疑为早期胃癌	
22	无	男（M）	71	A		
9	有	女（F）	59	A	胃体下部大弯有2个息肉	
10	有	女（F）	60	P		
11	有	女（F）	62	P	胃整体FGP样的圆形小息肉多发	
12	有	女（F）	64	A		
14	有	女（F）	68	A	胃体上部圆形小息肉多发，疑为FGP或ECLH	
19	有	男（M）	49	A	胃体上部隆起性病变，疑为FHP或早期胃癌	

FGP：fundic gland polyp，胃底腺息肉；FHP：foveolar hyperplastic polyp，小凹上皮增生性息肉；ECLH：ECL cell hyperplasia，ECL细胞增生。

胃体部皱襞的消失和胃底腺区（胃体部和胃角部）的黏膜表面的平滑化（鲨鱼皮样、近于平滑的中间型、磨玻璃样）。其中，在幽门螺杆菌未感染正常胃的胃体部发现了通常看不到的鲨鱼皮样胃黏膜（占68.2%），今后有必要关注。只是，这些表现不过是在胃底腺区的萎缩高度进展的病例发现的，在被认为是萎缩正在进展中的AIG［**病例11**］中，在胃底腺区呈现与CAG同样的粗糙胃黏膜表面的表现。今后有必要积累这个病例这样萎缩没有高度进展的病例。

关于胃窦部的黏膜表现，此次进一步亚分类为天鹅绒样、鲨鱼皮样、磨玻璃样、中间型等，但实际上这些并不都是能够明确区分的。这些表现受到钡的种类、浓度、钡层厚度、体型、体位、照射条件等各种因素的影响。这次为了判定与幽门螺杆菌感染史之间的关系和胃炎的类型，仔细地进行了读片、分类。由于天鹅绒样黏膜只见于无除菌史的组，因此与无除菌史的AIG呈现胃窦部正常的A型胃炎型并不矛盾。但是，因为也有很多病例尽管无除菌史也不是像天鹅绒那样的表现，所以实际上有可能混入了除菌后的病例。相反，在除菌后的AIG中，天鹅绒样的黏膜1例也没有，在胃窦部有可能留下幽门螺杆菌胃炎的痕迹。

关于幽门螺杆菌除菌史和AIG，此次没有发现二者之间有明显的联系。可以明确的是，无论是否有除菌史AIG都发病这件事情。但是，关于除菌史，很难判断信息是否真的准确。为什么这么说，不仅有未准确获得幽门螺杆菌检查史和除菌史的信息的可能性，还有自然除菌（或偶然除菌）不能完全除外的原因。由于在AIG患者萎缩严重，幽门螺杆菌检查容易出现假阳性和假阴性，不能完全排除幽门螺杆菌感染诊断与除菌判定是否真的正确这一疑问。因此，给幽门螺杆菌除菌史与AIG之间的关系下结论需要慎重。

这次，在［**病例11**］很明显除菌史和胃X线造影表现的经过一致，在这个病例，感染诊断和除菌史是可信的。与此不同，在［**病例20和病例21**］，尽管从过去的X线造影表现来看除菌后的可能性大，但也被包括在无除菌史的组中。幽门螺杆菌抗体效价为3.1 U/mL的［**病例2**］也有曾感染的可能性。这3例的最终胃炎型均为P型，与过去感染史明显的［**病例11**］相同。由此可见，当提到在过去有感染史的AIG是否全部为P型时，从此次病例来看是否定的。在有除菌史的组中，除［**病例10和病例11**］以外全都是A型，如果除菌史是准确的话，就可以说除菌史和胃炎的类型没有关系。同样，在无除菌史的组，也不是说AIG全都是A型。当然，因为无除菌史的组并不限定为全部病例是幽门螺杆菌未感染，所以A型和P型混在一起也不奇怪。在此次的研究中，通过X线造影表现确定的胃炎类型与AIG之间虽然没有关系，但在AIG的诊疗和研究中并不局限于胃体部为主的"A型胃炎"，也包括广泛性胃炎在内，笔者认为最好诊断为"AIG"。

AIG被认为患胃癌和类癌（胃内分泌肿瘤）的风险高。在这次的病例中，在半数患者见有局部表现，全部是息肉或隆起性病变的表现，多发性的居多。关于这些病变，有可能是胃底腺息肉（FGP）、小凹上皮增生性息肉（FHP）、ECL细胞增生（ECLH）、类癌、残存胃底腺黏膜、胃癌等。在怀疑为AIG的病例需要认真仔细地读片和鉴别恶性疾病。有5例在胃体部的一部分见有怀疑为残存胃底腺黏膜的表现，但这些病例只是在无除菌史的组。据此，笔者认为，在有幽门螺杆菌感染的病例，有可能萎缩的速度快，难以产生残存胃底腺黏膜。

这次没有测定IF抗体的病例。考虑这可能是由于检查费贵的缘故。在本研究中，在登录病例时排除了自身抗体阴性的病例。本来在PC抗体为阴性的情况下，应该测定IF抗体并追加阳性病例，但结果成了只对PC抗体阳性病例的研究。关于自身抗体阴性病例的AIG的诊断标准，今后大概会在学会和共识会议上被确定。本研究的结果仅限于PC抗体阳性的AIG病例的X线造影表现。

结语

本文研究了22例AIG患者的胃X线造影图像，得出以下结论：

- 在AIG初期胃底腺区呈粗糙型的CAG的胃黏膜表现，但伴随着萎缩的进展，变成鲨鱼皮样或近于平滑的中间型或磨玻璃样变化，胃体部皱襞消失。
- 幽门螺杆菌感染与AIG之间的关系虽然尚不明确，但在幽门螺杆菌曾感染患者，在胃窦部有可能留下感染的痕迹。
- 在AIG患者多合并有息肉或隆起性病变，有必要进行恶性疾病的鉴别。

参考文献

[1] Strickland RG, Mackey IR. A reappraisal of the nature and significance of chronic atrophic gastritis. Am J Dig Dis 18:426-440, 1973
[2] Dixon MF, Genta RM, Yardley JH, et al. Classification and Grading of gastritis. The Updated Sydney System. International Workshop on the Histopathology of Gastritis, Houston 1994. Am J Surg Pathol 20:1161-1181, 1996
[3] 寺尾秀一, 當銘正友, 久禮泉, 他. D群のほとんどは,「高度の萎縮とI.M.のためにH. pyloriが駆逐された」群ではない. 日ヘリコバクター会誌 14:5-14, 2013
[4] 青木利佳, 春藤譲治, 春間賢. 日本におけるA型胃炎の頻度と特徴. Gastroenterol Endosc 59(Suppl 1):881, 2017
[5] 中島滋美, 伊藤高広. X線検査によるヘリコバクター・ピロリ感染胃炎の診断. 日ヘリコバクター会誌 17:10-18, 2015
[6] 八板弘樹, 蔵原晃一. 自己免疫性胃炎(A型胃炎). ピロリ菌感染を考慮した胃癌検診研究会(編). X線と内視鏡の比較で学ぶH. pylori胃炎診断—新時代の胃がん検診を目指して. 文光堂, pp 112-115, 2018
[7] 伊藤慎芳. 血清Hp抗体, ペプシノゲン法の概要. ピロリ菌感染を考慮した胃癌検診研究会(編). X線と内視鏡の比較で学ぶH. pylori胃炎診断—新時代の胃がん検診を目指して. 文光堂, pp 2-8, 2018
[8] 安田貢. X線によるHp感染状態(未・現・既感染)の判定方法—対策型胃X線検診のためのHp感染診断の基礎. ピロリ菌感染を考慮した胃癌検診研究会(編). X線と内視鏡の比較で学ぶH. pylori胃炎診断—新時代の胃がん検診を目指して. 文光堂, pp 9-15, 2018
[9] 中島滋美, 九嶋亮治. 病理診断と一致する慢性胃炎の内視鏡診断と分類. 春間賢(監), 加藤元嗣, 井上和彦, 村上和成, 鎌田智有(編). 胃炎の京都分類, 改訂第2版. 日本メディカルセンター, pp 136-138, 2018
[10] 中島滋美, 榊信廣, 服部隆則. 組織学的胃炎のtopographyと内視鏡所見. Helicobacter Res 13:74-81, 2009
[11] Furuta T, Baba S, Yamade M, et al. High incidence of autoimmune gastritis in patients misdiagnosed with two or more failures of H. pylori eradication. Aliment Pharmacol Ther 48:370-377, 2018
[12] Hsing AW, Hansson LE, McLaughlin JK, et al. Pernicious anemia and subsequent cancer: A population-based cohort study. Cancer 71:745-750, 1993

Summary

X-ray Findings of Autoimmune Gastritis in a Retrospective Multicenter Study

Shigemi Nakajima[1]~[3], Rika Aoki[4], Hiroki Yaita[5], Koichi Kurahara, Kazuo Yamamoto[3], Masayoshi Ito[6], Yosuke Iriguchi[7], Mitsugi Yasuda[8], Nobutake Yamamichi[9], Ken Haruma[10]~[12]

We conducted a retrospective multicenter study on barium X-ray findings in AIG (autoimmune gastritis). AIG patients who had undergone double-contrast X-ray fluorography with barium and carbon dioxide between January 2000 and September 2018 were included. Diagnosis of AIG was made based on corpus atrophy and presence of autoimmune serum antibodies. Twenty-two patients were found (18 female; four male; mean age, 61.7 y). In a case with ongoing corpus atrophy, the mucosa showed a granular-rough texture. In 21 cases with progressed corpus atrophy, the mucosa showed fish-skin-like, smooth-intermediate, or ground glass appearance and in 18 cases the mucosa diminished corpus folds. Half of the subjects had polyps or protruding lesions in the stomach. There was no obvious correlation found between Helicobacter pylori infection and X-ray findings of AIG.

---

[1] Consortium for Community Medicine, Shiga University of Medical Science, Otsu, Japan
[2] Department of General Medicine, Japan Community Healthcare Organization Shiga Hospital, Otsu, Japan
[3] Department of Gastroenterology, Japan Community Healthcare Organization Shiga Hospital, Otsu, Japan
[4] Tokushima Health Screening Center, Tokushima, Japan
[5] Division of Gastroenterology, Matsuyama Red-cross Hospital, Matsuyama, Japan
[6] Department of Gastroenterology, Yotsuya Medical Cube, Tokyo
[7] Department of Gastroenterology, Tokyo Metropolitan Cancer Detection Center, Tokyo
[8] Health Medical Center, KKR Takamatsu Hospital, Takamatsu, Japan
[9] Preventive Medicine Center, University of Tokyo Hospital, Tokyo
[10] Kawasaki University of Medical Welfare, Kurashiki, Japan
[11] Kawasaki Medical School, Okayama, Japan
[12] Junpukai Medical Treatment Sector, Okayama, Japan

主题　A型胃炎的最新见解

A型胃炎的图像表现
——以常规内镜表现为中心

丸山 保彦[1]
吉井 重人
景冈 正信
大畑 昭彦
寺井 智宏
青山 春奈
山本 晃大
星野 弘典
青山 弘幸
矢野 庄吾
甲田 贤治[2]
安田 和世
马场 聪[3]
寺尾 秀一[4]

摘要● 对在本院经历的75例自身免疫性胃炎（A型胃炎）的内镜表现进行了阐述。作为发生率高的表现，见有黏液附着为64%、白球征（WGA）为56%、残存胃底腺黏膜为45%、增生性息肉为39%。残存胃底腺黏膜形态以岛状–假息肉状最多。与呈现与本病类似内镜表现的开放型萎缩性胃炎之间的鉴别比预想的要难，特别是在幽门螺杆菌除菌后胃窦部的幽门腺得到改善的病例，仅凭胃窦部的表现很难与本病进行鉴别。为了鉴别，提示可以参考胃体部萎缩黏膜部分的平滑度、微小阵列、点状发红少，以及边界清晰的非萎缩残存胃底腺黏膜的形状等胃体部的表现。

关键词　自身免疫性胃炎　A型胃炎　萎缩性胃炎　内镜表现

[1] 藤枝市立总合病院消化器内科　〒426-8677 藤枝市骏河台4丁目1-11
　　E-mail : yasu-maruyama@hospital.fujieda.shizuoka.jp
[2] 同　病理诊断科
[3] 浜松医科大学病理诊断科
[4] 加古川中央市民病院消化器内科

前言

自身免疫性胃炎（autoimmune gastritis, AIG；A型胃炎）虽然在日本一直被认为很少见，但近年来报道有很多潜在的患者，作为后幽门螺杆菌（*Helicobacter pylori, H. pylori*）时代的胃炎而备受关注。

本病是通过抗壁细胞抗体（parietal cell antibody, PCA）在胃底腺区选择性引起萎缩。在内镜表现中以明显的胃体部的萎缩和正常的胃窦部为特征，与B型胃炎（幽门螺杆菌感染胃炎）的萎缩模式对比，被称为"逆萎缩"。但是，或萎缩波及胃窦部，或受蠕动和胆汁反流等的影响等，在很多情况下也并不一定是"正常"的。另一方面，胃体部的萎缩虽然在典型病例的小弯、大弯处可以看到均等的萎缩表现，但也存在有因送气不足而难以察觉到大弯的高度萎缩的病例和残存有非萎缩胃底腺黏膜的病例，现状是内镜诊断并不能解决一切问题。

目的

在AIG的内镜表现方面，阐明特征性表现和非典型性表现，也包括其发生率；阐明与非A型开放性萎缩性胃炎有多大程度可以鉴别，以及其内镜表现的差异。

对象和方法

在此次的研究中，将全部满足以下3个条件的病例定义为AIG：①在内镜表现中，胃体部呈开放型的高度萎缩，即所谓的逆萎缩表现；

表1 本院的AIG病例的背景资料

合计（n）	75
男性	16
女性	59
平均年龄（岁）	64.4 ± 11.1
男性	66.2 ± 11.6
女性	66.9 ± 11.0
血液表现	
胃泌素（pg/mL）	2713 ± 1808
PCA	
10<	73/75
平均值	158
IFA	14/42
PG Ⅰ（ng/mL）	9.4 ± 7.2
PG Ⅱ（ng/mL）	11.0 ± 5.2
PG Ⅰ/Ⅱ比	0.9 ± 1.4
幽门螺杆菌感染情况	
HPAb（U/mL）<3	49/64
HPAb（U/mL）3～9.9	10/64
HPAb（U/mL）10<	5/64
活检表现	
ECM阳性（活检）	52/67

表2 本院75例AIG的内镜表现

	黏液附着	WGA	残存胃底腺黏膜	增生性息肉	黄色瘤
−	7	4	39	46	53
±	20	29	2	—	—
+	12	5	26	21	22
++	36	37	8	8	—
+～++	64%	56%	45%	39%	29%

表3 胃窦部的表现

全部正常（whole normal）	45	（60%）
一半左右（around half）	4	（5%）
仅相邻的（only adjacent）	24	（32%）
整体褪色（whole discolored）	1	（1%）
无明显特征	1	（1%）
棱线状发红	10	（13%）
斑状发红	5	（7%）
隆起糜烂	2	（3%）
环状花纹	8	（11%）

②高胃泌素血症（380 pg/mL 以上）；③ PCA 阳性或抗内因子抗体（intrinsic factor antibody，IFA）阳性。

1. AIG病例的内镜表现的分析

（1）对象

以在本院在 2018 年之前经历过的 AIG 病例中，内镜图像值得研究的 75 例为对象。

（2）研究项目

作为患者背景，分析了血液表现（胃泌素、PCA、IFA、PG Ⅰ、PG Ⅱ、PG Ⅰ/Ⅱ比）、幽门螺杆菌感染情况、活检中的内分泌细胞微巢（endocrine cell micronest，ECM）检出率；作为内镜表现，分析了黏液附着、白球征（white globe appearance，WGA）、残存胃底腺黏膜、增生性息肉、黄色瘤以及胃窦部的表现。

2. 与非A型开放性萎缩性胃炎的鉴别

（1）对象

在 2016—2018 年间被检查的呈逆萎缩样的开放型萎缩性胃炎患者，需要与 AIG 之间进行鉴别并测定了胃泌素的病例中，将小于 380 pg/mL 的 13 例和胃泌素 380 pg/mL 以上而 PCA 阴性的 7 例共 20 例作为非 AIG（假 A 型），与最近被诊断为 AIG（真 A 型）20 例合起来作为对象。

（2）研究方法

首先，为了了解通过常规内镜观察的诊断能力的现状，对除笔者外的本院的 6 名消化内镜医生（经验年数 5～28 年）仅给出了上述共计 40 例的常规观察的内镜图像（15 张左右），让他们判断是真 A 型还是假 A 型。将 1 名医生判定 1 例的结果作为 1 判定，将共 240 判定作为分母计算出灵敏度、特异性、阳性预测率、阴性预测率、正诊率。之后，重新评估了真 A 型和假 A 型的内镜表现，研究了存在哪些差异。

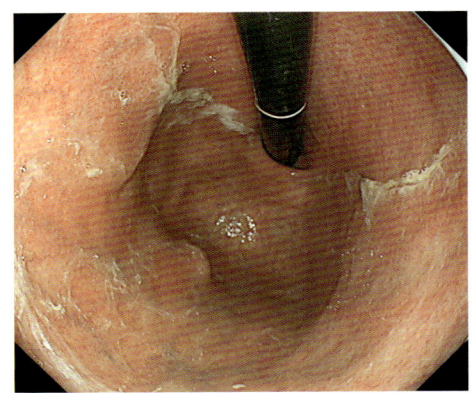

图1 从胃穹隆部到胃体上部附着有淡黄色到白色的黏液。通过水洗不容易脱落。

结果

1. 内镜表现

所研究的 75 例 AIG 的背景如**表1**所示。PCA 小于 10 的 2 例 IFA 为阳性。在病理学上，75 例中有 67 例进行了多点活检，在 52 例（78%）确认了 ECM。

内镜表现如**表2**和**表3**所示。将各表现按 − ～ ++ 的 4 个级别评价，+ 以上为阳性表现。作为发生率高的内镜表现，依次为：黏液附着（**图1**）为 64%，WGA 为 56%，残存胃底腺黏膜为 45%，增生性息肉为 39%，黄色瘤为 29%（**表2**）。残存胃底腺黏膜的形态以岛状－假息肉状最多，为 66%；平坦局限为 19%；广泛棋盘状为 17%。胃窦部的表现按照正常的幽门腺黏膜的范围和颜色如下进行了分类。将整体正常的幽门腺黏膜记作 "whole normal"，半周的记作 "around half"（**图2a**），仅幽门周围的记作 "only adjacent"（**图2b**），整体褪色的记作 "whole discolored"（**图2c**），将经多次内镜判定结果不一致的病例分类为 "undifferentiated"。按照发生率高低的顺序为：whole normal 60%，only adjacent 32%，around half 5%。另外，棱线状发红为 13%，环状花纹为 11%（**表3**）。

作为重要的合并肿瘤性病变，内分泌肿瘤

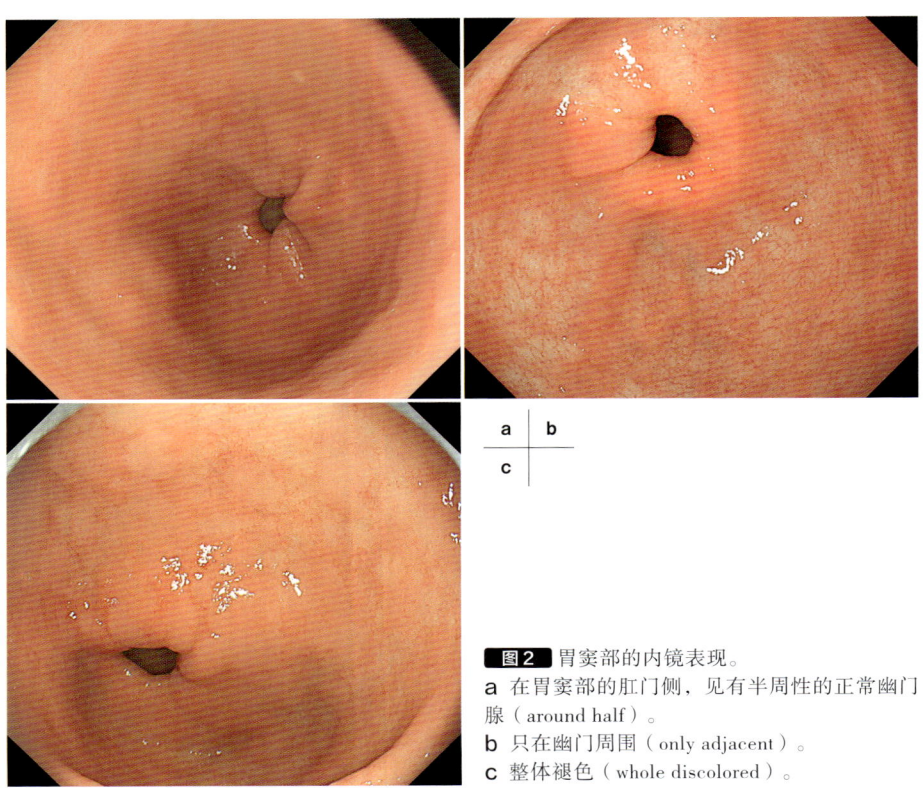

图2 胃窦部的内镜表现。
a 在胃窦部的肛门侧，见有半周性的正常幽门腺（around half）。
b 只在幽门周围（only adjacent）。
c 整体褪色（whole discolored）。

表4 合并肿瘤性病变

癌	12（11例）	15%
腺瘤	2	3%
NET	2	3%
其他	1	1%

表6 假A型和真A型的鉴别试验的结果

判定		真A型	假A型		
	真A型	72	46	阳性预测率	61%
	假A型	48	74	阴性预测率	61%
		灵敏度	特异性	正确诊断率	61%
		60%	62%		

（neuroendocrine tumor, NET）为2例（3%），胃癌为11例（15%），共发现12个病变，其中晚期癌只有1例（**表4**）。胃癌的组织分型为：分化型9例、未分化型2例。另外还发现1例炎性纤维样息肉（inflammatory fibroid polyp, IFP）。

2．非A型开放式萎缩性胃炎（假A型）和AIG（真A型）的鉴别

作为研究对象的假A型和真A型患者的背景如**表5**所示。真A型患者明显年轻化，胃泌素呈高值，PGⅠ、PGⅠ/Ⅱ比降低。

（1）通过内镜表现的鉴别能力

假A型和真A型的鉴别试验的结果如**表6**所示。灵敏度、特异性、阳性预测率、阴性预测率、正确诊断率均为60%~62%。AIG的诊断在经验比较丰富的内镜医生正诊率为70%。

（2）内镜表现的差异

作为假A型和真A型的胃体部的表现，就黏液附着、萎缩黏膜的性状、增生性息肉、再生或残存胃底腺黏膜、点状发红、WGA、黄色瘤进行了比较；作为胃窦部的表现，就正常幽门腺黏膜的范围和颜色、斑状发红、棱线状发红、隆起糜烂、肠上皮化生进行了比较（**表7**）。胃体部萎缩黏膜的性状分为粗大阵列、微小阵列、平滑，胃窦部的黏膜与AIG病例的内镜表现同样进行了分类。

在真A型，黏液附着显著性增多，增生性

表5 作为鉴别试验对象的非A型开放性萎缩性胃炎（假A型）和AIG（真A型）患者的背景

	假A型	真A型	
n	20	20	
性别（男：女）	9：11	5：15	
年龄（年）	71.6 ± 9.4	66.9 ± 10	*
胃泌素（pg/mL）	534 ± 340	2530 ± 1974	*
PGⅠ（ng/mL）	19.8 ± 14.8	8.8 ± 5.9	*
PGⅡ（ng/mL）	9.9 ± 3.7	10.3 ± 3.9	
PGⅠ/Ⅱ比	2.0 ± 1.2	1.1 ± 1.0	*
幽门螺杆菌感染			
现在	7	3	
过去	5	2	
不详	8	15	
ECM	0/17	16/18	

*：$P<0.01$，ECM：endocrine cell micronest，内分泌细胞微巢

表7 假A型和真A型的内镜表现

	假A型	真A型	
胃体部表现			
黏液附着			
＋	2	11	*
−	18	9	
胃体部萎缩黏膜			
粗大阵列	7	0	
微小阵列	5	3	
平滑	8	17	
增生性息肉			
＋	3	10	**
−	17	10	
再生/残存胃底腺黏膜			
＋	3	9	
−	17	11	
点状发红			
＋	7	2	
−	13	18	
WGA			
＋	3	6	
−	17	14	
黄色瘤			
＋	7	8	
−	13	12	
胃窦部表现			
全部正常（whole normal）	7	12	
半周性（around half）	1	2	
仅相邻部（only adjacent）	12	6	
胃窦部其他表现			
斑状发红	3	2	
棱线状发红	0	2	
隆起糜烂	2	2	
肠上皮化生	3	1	

*：$P<0.01$，**：$P<0.05$，WGA：white globe appearance，白球征

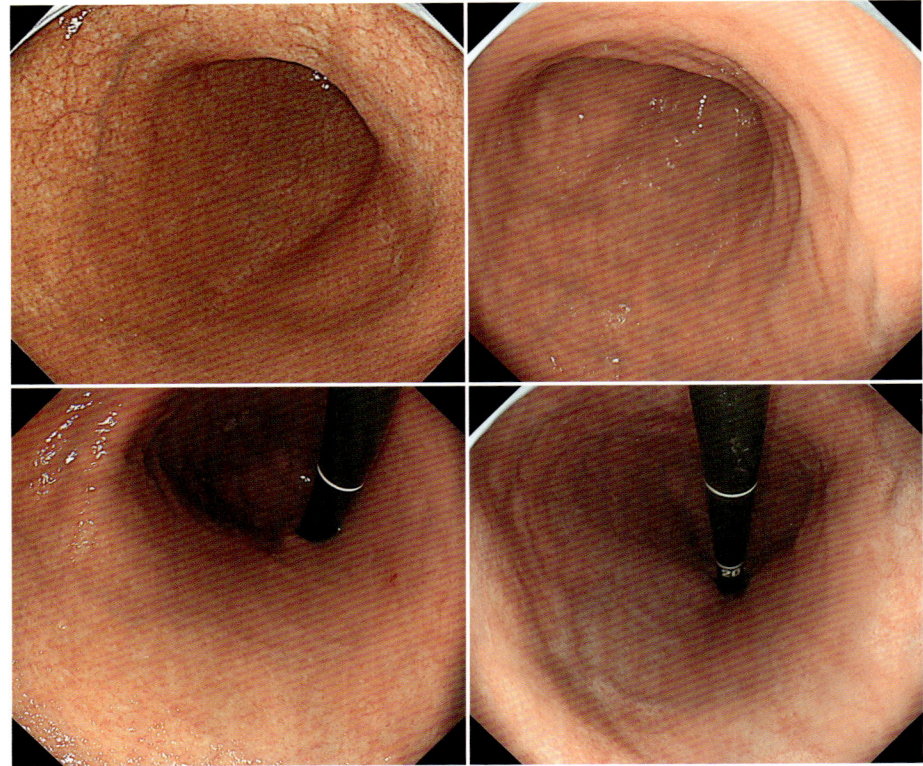

a	b
c	d

图3 胃体部萎缩黏膜部分的表现。
a 假A型的胃体部向下看的内镜像。呈粗大阵列。
b 真A型的胃体部向下看的内镜像。萎缩黏膜平滑。
c 假A型的胃体部小弯向上看的内镜像。呈粗大阵列。
d 真A型的胃体部小弯向上看的内镜像。呈平滑的萎缩黏膜。

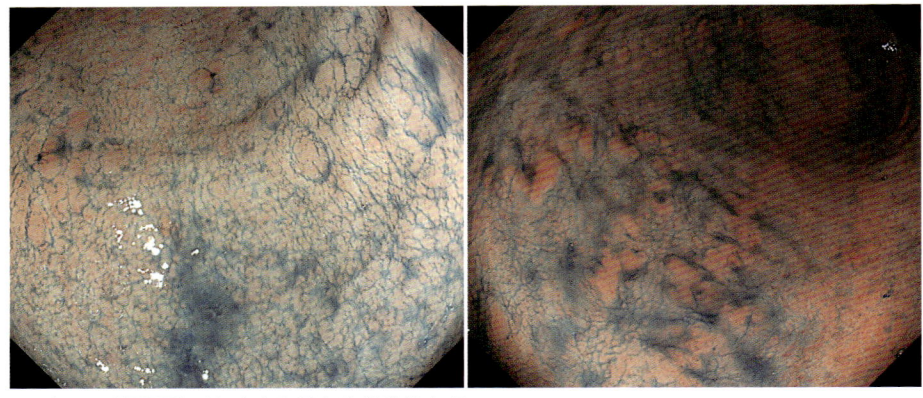

a	b

图4 再生或残存胃底腺黏膜的表现。
a 假A型的胃体部大弯向下看的内镜像。可以看到边界不清的再生胃底腺黏膜。
b 真A型的胃体部大弯向下看的内镜像。可以看到边界清晰的残存胃底腺黏膜。

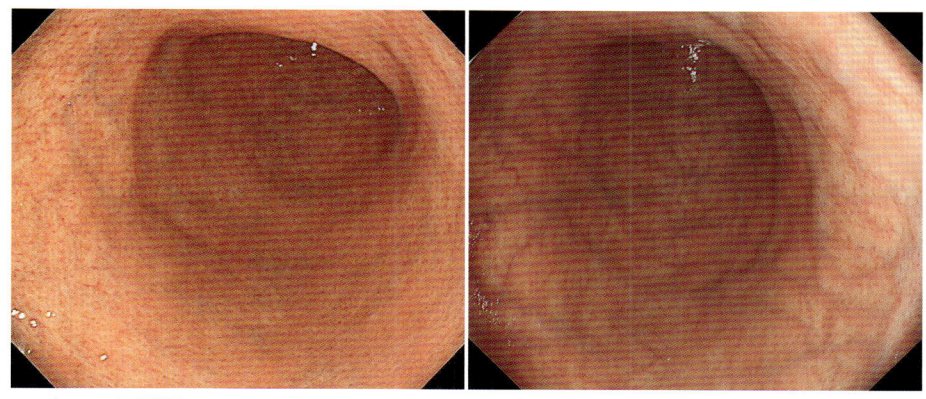

图5 点状发红的有无。
a 假A型的胃体部向下看的内镜像。观察到不均一的点状发红。
b 真A型的胃体部向下看的内镜像。看不到呈高度萎缩的点状发红。

息肉的合并率高。虽然无显著性差异，但真A型的胃体部萎缩黏膜部分是平滑的（图3）。与再生或残存胃底腺黏膜在假A型为边界不清的胃底腺黏膜再生（图4a）不同，在真A型为边界清晰的残存胃底腺黏膜（图4b）。有点状发红（图5）在假A型多，WGA（图6d，e）在真A型多的趋势。黄色瘤在两组间没有差别。关于胃窦部的表现，在假A型，正常幽门腺黏膜区局限于幽门环附近，而在真A型有广泛存在的趋势，但两组间未见显著性差异。

病例

［病例1］ 50多岁，女性。典型病例（胃泌素5150 pg/mL，PCA160倍，PG Ⅰ 10.5 ng/mL，PG Ⅱ 11.5 ng/mL，PG Ⅰ/Ⅱ比0.9）。

在胃体部的向下看及向上看的内镜像中，胃体部大弯和小弯处均血管透见明显，显示高度的萎缩（图6a，b）；在胃窦部为有光泽的光滑的黏膜，呈胃体部为主的萎缩，即"逆萎缩"，是典型的AIG的表现（图6c）。在小弯处观察到1处WGA（图6d），当采用窄带成像（narrow band imaging，NBI）放大观察时，连在常规观察中无法辨识的相邻的WGA也变得清晰了（图6e）。

［病例2］ 60多岁，女性。岛状残存胃底腺黏膜病例（胃泌素480 pg/mL、PCA320倍、PG Ⅰ 17.5 ng/mL、PG Ⅱ 7.5 ng/mL、PG Ⅰ/Ⅱ比2.3）。

在胃体部向上看的内镜像中，在褪色的萎缩背景黏膜中散在有带红色的岛状黏膜（图7a）；在靛胭脂染色图像中，萎缩黏膜作为微小阵列、发红的残存胃底腺黏膜作为边界清晰的区域可以辨识（图7b）。在活检组织中，与萎缩黏膜的活检相比，发现残存胃底腺的壁细胞的假性增生和肿胀（图7c，d）。

［病例3］ 70多岁，男性。大范围残存胃底腺黏膜病例（胃泌素730 pg/mL、PCA 80倍、PG Ⅰ 4.1 ng/mL、PG Ⅱ 5.4 ng/mL、PG Ⅰ/Ⅱ比0.8）。

在胃体部大弯的向下看的常规观察像中，发红的黏膜在比较大的范围内有区域性的存在（图8a）。在靛胭脂染色像中，其边界清晰（图8b）。

［病例4］ 50多岁，女性。胃癌合并病例（胃泌素3437 pg/mL、PCA160倍、PG Ⅰ 7.6 ng/mL、PG Ⅱ 12.6 ng/mL、PG Ⅰ/Ⅱ比0.6）。

因多发性增生性息肉被介绍到本院，诊断为AIG，正在随访观察中。在初次内镜检查的胃体部前壁上岛状散在有残存胃底腺黏膜（图9a，b）。在13个月后的内镜检查中，在胃体部大弯处发现了4型胃癌（por2）（图9c，d），施行了全胃切除术。当再次看初次内镜检查像时，相同部位作为淡红色的黏膜被辨识，但在

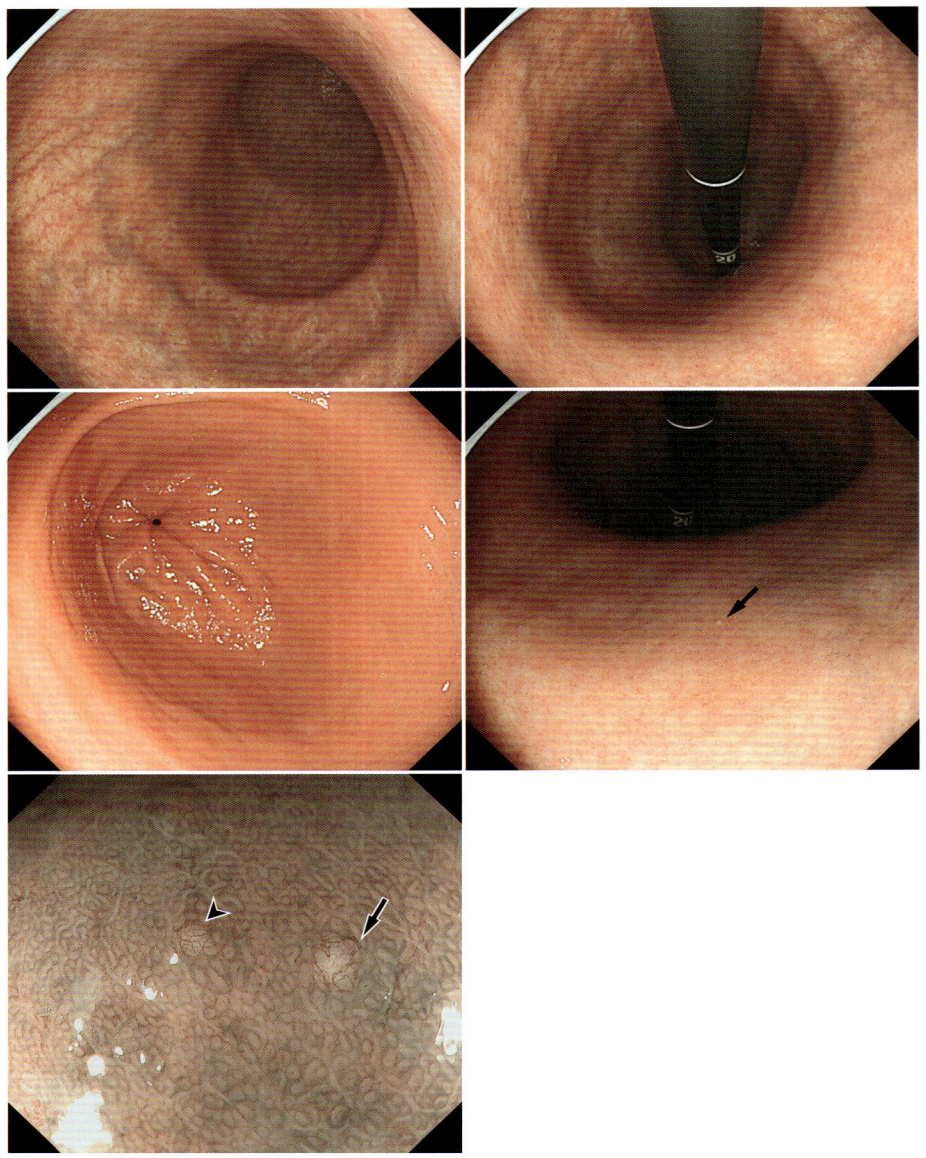

a	b
c	d
e	

图6 ［病例1］典型病例。

a 胃体部的向下看的内镜像。在胃体部大弯处血管透见明显，见有高度萎缩。
b 胃体部的向上看的内镜像。在胃体部小弯也见有与大弯同样的萎缩表现。
c 胃窦部是有光泽的光滑的黏膜。
d 胃体部小弯的中近距的内镜像。在像中央观察到1处WGA（黑色箭头所指）。
e NBI放大观察像。在通过常规观察发现的隆起部上可透见血管，可以确认WGA的表现（黑色箭头所指）。此外，在其左侧还可以清楚地辨识通过常规观察无法确定的小WGA（黑色箭头所指）。

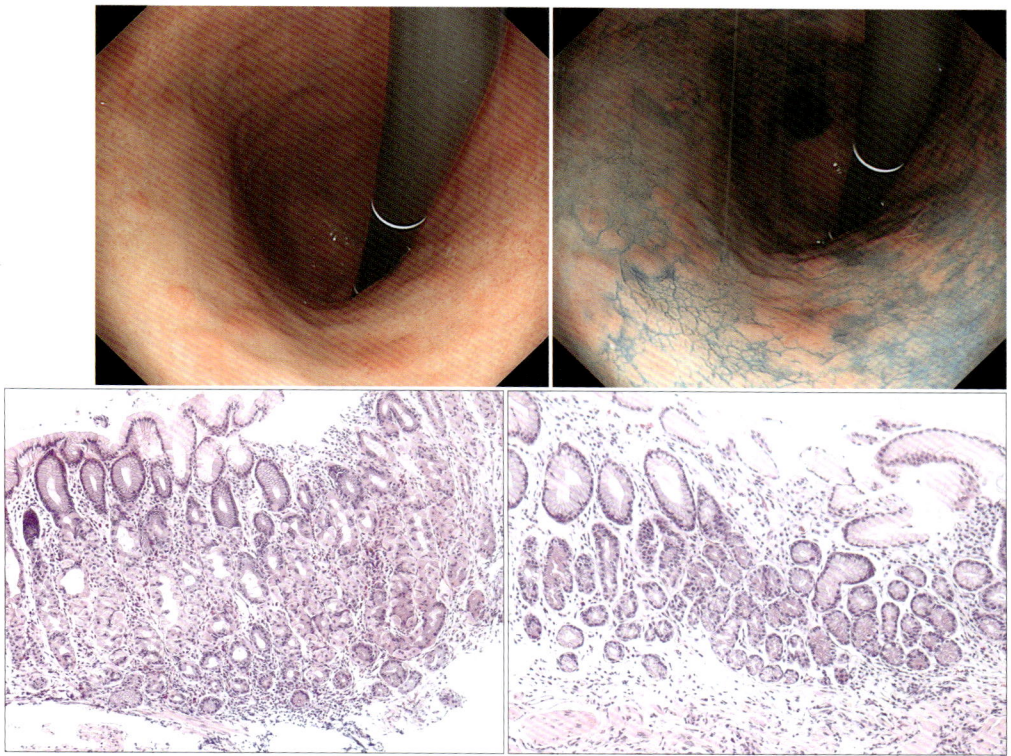

a	b
c	d

图7 [病例2] 岛状残存胃底腺黏膜病例。
a 胃体部向上看的内镜像。在褪色的萎缩背景黏膜中，散在有岛状带红色的黏膜。
b 同一部位的靛胭脂染色像。萎缩黏膜作为微小阵列、发红的残存胃底腺黏膜作为边界清晰的区域可以辨识。
c 残存胃底腺部的活检病理像。见有残存胃底腺的壁细胞的假性增生和肿胀。黏膜整体的高度被保持。
d 萎缩部的活检病理像。胃底腺消失、被假幽门腺化生替代，黏膜整体的高度变低。

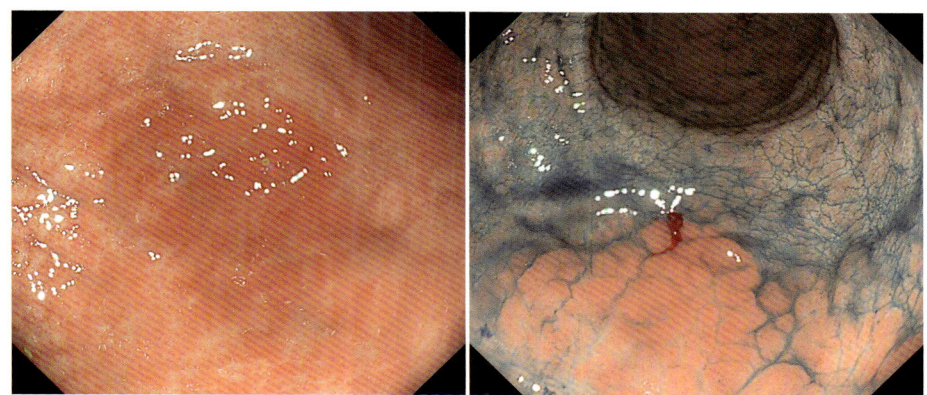

a	b

图8 [病例3] 大范围残存胃底腺黏膜病例。
a 胃体下部的向下看的内镜像。在大弯处存在有比较大范围的发红的黏膜区域。
b 在残存胃底腺部的靛胭脂染色像上，其边界被清楚地辨识（出血部位是由活检所致）。

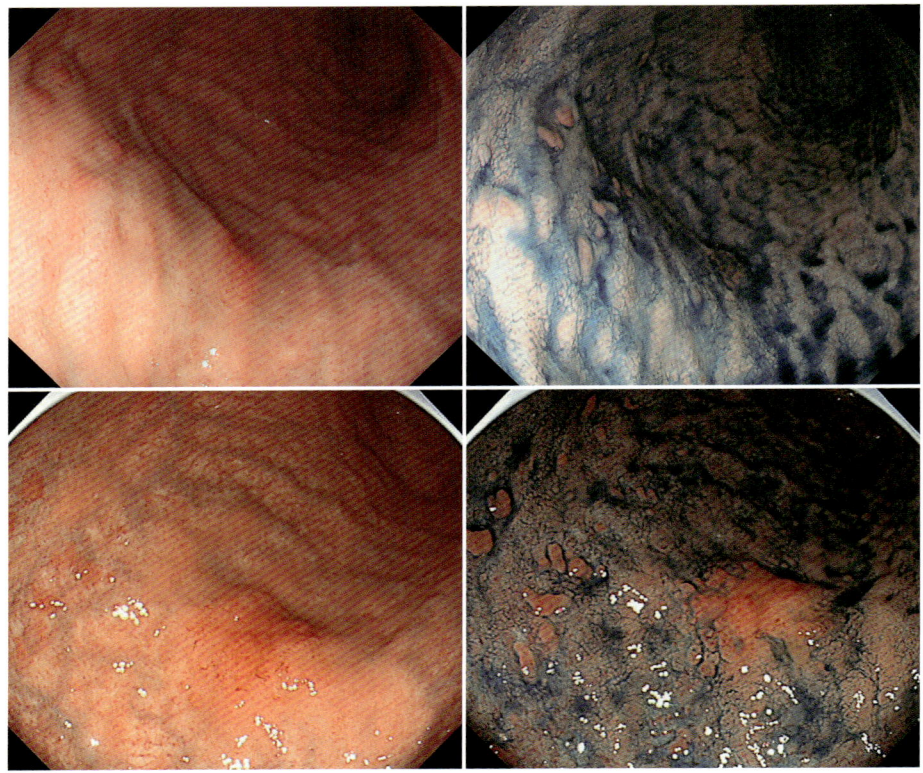

a	b
c	d

图9 [病例4] 胃癌合并病例。

a 初次的胃体部向下看的内镜像。残存胃底腺黏膜呈岛状散在于胃体部前壁。在大弯侧虽然存在发红，但混淆于岛状胃底腺黏膜的残存中，未能识别为Ⅱc型。

b 同一部位的靛胭脂染色像。岛状残存胃底腺黏膜清晰。当回过头来再次看时，Ⅱc区域的凹陷部作为沟状的色素的积存处被观察到，边缘和凹陷部的凹凸隆起部分作为排拒色素、类似于残存胃底腺黏膜的表现被观察到。

c 13个月后的胃体部向下看的内镜像。在胃体部大弯处发现了4型胃癌。

d 同一部位的靛胭脂染色像。在前壁上见有与上次检查相同的岛状残存胃底腺黏膜。肿瘤的凹陷部分本身较浅，但病变呈台状抬高，使人感觉到周围的壁硬化、病变的厚度。

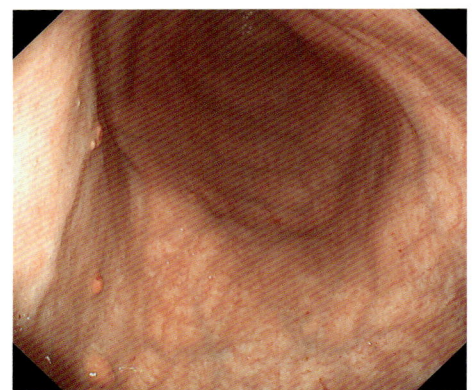

图10 [病例5] NET合并病例的胃体部向下看的内镜像。从前壁到大弯处3~8 mm大小的淡黄色SMT多发，诊断为NET。

检查时与散在于背景黏膜中的残存胃底腺黏膜相混同而未能指出。

[**病例5**] 50多岁，女性。NET合并病例（胃泌素5800 pg/mL、PCA 40倍、PGⅠ 5.3 ng/mL、PGⅡ 7.8 ng/mL、PGⅠ/Ⅱ比0.7）。

因多发的胃SMT被介绍到本院，根据逆萎缩的内镜表现和血液表现诊断为AIG。在胃体部的向下看像中，发现3~8 mm大小的淡黄色黏膜下肿瘤（submucosal tumor, SMT）（**图10**），诊断为NET，通过内镜黏膜下剥离术（endoscopic submucosal dissection, ESD）进行了治疗。

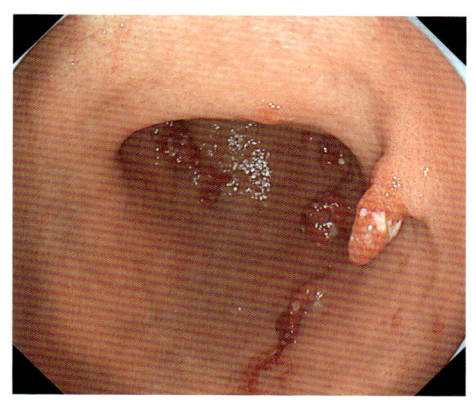

图11 ［病例6］增生性息肉合并病例。胃体部向下看的内镜像。以可透见血管的平滑的萎缩黏膜为背景，山田Ⅰ～Ⅲ型的增生性息肉多发，在一部分伴有出血。

［病例6］ 50多岁，女性。增生性息肉合并病例（胃泌素 1700 pg/mL、PCA 640倍、PGⅠ 25.5 ng/mL、PGⅡ 24.6 ng/mL、PGⅠ/Ⅱ比 1.0）。

因多发性增生性息肉被介绍到本院。在胃体部有多发的山田Ⅰ～Ⅲ型的增生性息肉，在一部分伴有出血（**图11**）。在背景的胃体部黏膜发现了萎缩，但胃窦部的黏膜被保持；在小弯处也发现了山田Ⅲ型的增生性息肉。

讨论

关于AIG来自欧美的报道很多，在日本则由于幽门螺杆菌胃炎的缘故被掩盖而未被认识，一直被认为是罕见的。寺尾等通过组合幽门螺杆菌抗体效价和PG值的ABC法，阐明在3.3%的D组中有25%的AIG存在。单纯地计算的话，相当于受诊者的0.8%。青木等报道，一般占人口比例在成人为0.49%，在女性为0.9%，而在高度萎缩的病例中则为6.22%。胃癌的内镜检诊已在全国范围内开展，笔者认为今后可能会发现很多AIG病例。AIG的诊断除了通过胃癌检诊以外，临床上也有以缺铁性贫血和恶性贫血、自身免疫性甲状腺疾病等自身免疫性多腺性综合征的合并疾病的诊断为契机的情况，可能从多个方面得到诊断。

AIG的内镜特征虽说是以胃体部为主的逆萎缩，但在反复详细观察病例的过程中注意到有各种各样的变化（variation）。作为发生率高的表现，可举出有黏液附着、WGA、残存胃底腺黏膜、增生性息肉等。黏液附着是从胃穹隆部到胃体上部附着有淡黄色到白色的黏液，在水洗时不容易脱落，成为脲酶弱阳性细菌的立足之处，也成了"泥沼除菌"的原因。典型的残存胃底腺黏膜是边界比较清楚的发红的黏膜，多为岛状-假息肉状。在相同部位的活检中，在残存胃底腺的壁细胞可以看到类似壁细胞突出（parietal cell protrusion, PCP）的假性增生和肿胀。这是反映高胃泌素血症所致的营养作用（trophic effect）和PCA引起的炎症的混合影响的结果。Doyama等报道，WGA发生于分化型胃癌的边缘，但在AIG患者也好发于胃体部小弯处。在AIG虽然是以胃窦部无炎症和萎缩为特征，但在此次研究中，发现幽门腺区局限在胃窦部中幽门环附近的病例约占30%。在胃窦部的观察中，有必要认真仔细观察直到幽门环附近是否有正常幽门腺残存。

从国外发表的AIG的内镜表现报道来看时，虽然提出了增生性息肉、NET、胃癌的合并，但此次研究的黏液附着和WGA等并未受到关注。笔者认为，这是由于在欧美内镜检查被认为是为了得到活检的手段的趋势很强的缘故。在笔者执笔本文的2019年1月，Terao等以来自日本多家临床研究机构的AIG统计并发表的结果为基础，正在写作论文中。

此次，就类似于AIG的开放型萎缩性胃炎（假A型）和真A型之间的鉴别进行了研究。过去以这些为对象的鉴别，主要是仅从病理学的观点进行的，在内镜表现中未捕捉到区别，未看到被详细研究的病理表现。作为此次研究对象的假A型病例，或许是因为受到选择了乍一看怀疑为真A型样的病例的影响，鉴别能力不佳，但从回顾性比较研究中，提示对鉴别看似有用的病理表现有黏液附着、呈平滑或微小阵列的胃体部萎缩黏膜、增生性息肉的合并、再生或残存胃底腺黏膜的形状。与在真A

型中黏液附着的发生率高、胃体部萎缩黏膜平滑且阵列微小不同，在假A型中黏液容易通过水洗而洗掉，而胃体部萎缩黏膜多为斑驳且阵列模式较大。在真A型中，增生性息肉从小的到"冰锥状"大的各种各样，与假A型相比合并率显著性增高。再生或残存胃底腺黏膜的发生率没有差异，但形态被认为是鉴别的参考。真A型的残存胃底腺黏膜相当于萎缩的剩余部分，多呈岛状-假息肉状，边界清晰；而在假A型，由于胃底腺黏膜是在从萎缩到再生过程中产生的，呈边界模糊的形态。WGA有在真A型多的趋势。期待这些表现能成为在常规观察中的鉴别的线索。在常规观察的基础上，通过联用靛胭脂染色和图像增强观察，胃黏膜残存和环状花纹的辨识变得容易，进一步再加上放大观察，如果观察到"蜕壳征"（castoff skin appearance, CSA），可能会对鉴别有所帮助。

关于胃窦部黏膜表现，在AIG也不一定保持正常的状态，可呈现各种各样的表现。也有报道，在幽门螺杆菌未感染的AIG的39%在组织病理学上存在萎缩。如果再加上幽门螺杆菌感染、在胃窦部也见有炎症性变化，诊断变得更加复杂。据报道，AIG的幽门螺杆菌感染合并率在欧美为0~27%，但根据基础的幽门螺杆菌感染率不同这一点，很难认为在日本也是相同的。在此次的研究中，将幽门螺杆菌抗体10 U/mL以上或大便中幽门螺杆菌抗原阳性病例作为现症感染的有7例（9.3%）；当再加上幽门螺杆菌曾感染在内、幽门螺杆菌抗体阴性高值（大于3 U/mL，小于10 U/mL）时有16例（21%）；另外，进一步再把存在黄色瘤的病例假定为幽门螺杆菌感染（史）的病例加上时，幽门螺杆菌参与的病例成为32例（43%）。但是，当幽门螺杆菌抗体小于3 U/mL且粪便中抗原也为阴性时，很难判断胃体部萎缩是由过去的幽门螺杆菌感染引起的还是纯粹的AIG引起的，而黄色瘤暗示幽门螺杆菌感染（史）的说法至今仍不确定。正确判断幽门螺杆菌多大程度参与了本病大概是困难的。今后如果能通过DNA甲基化的模式分析诊断出幽门螺杆菌感染的话，这些问题或许也能得到解决。胃窦部的幽门腺占据范围从统计上来看，在真A型显著性扩大。但是，在占真A型30%的only adjacent中，很难与幽门环附近的幽门腺已恢复的非A型开放型高度萎缩性胃炎相鉴别，只能参考胃体部的萎缩的特征。反过来也可以说，与假A型之间的鉴别，熟知除菌后胃黏膜的变化是很重要的。

最后谈谈AIG的诊断标准。在AIG的判断上，至今尚无确定的标准。虽然作为自身抗体被频繁使用的PCA的灵敏度为90%，但即使在非AIG患者也显示有2%~5%呈阳性；胃泌素值到底达到多少作为AIG，也还需要研究。在临床现场的现状是：从内镜表现中发现候选病例，参考活检组织病理学表现，结合胃泌素、PG以及PCA和IFA等自身抗体进行诊断。希望今后能够制定出诊断标准、建立稳定的PCA测定体系以及纳入医疗保险条款。

结语

在本文中，就AIG的内镜表现进行了阐述。从胃窦部的幽门腺改善的开放型萎缩性胃炎的AIG类似病例中筛选出AIG病例是超乎想象的困难，提示胃体部黏膜的萎缩的方式——萎缩黏膜部分的平滑度、微小阵列、点状发红少，以及边界清晰的非萎缩残存胃底腺黏膜的形状等成为参考。本病在萎缩进展的过程中可以呈现出各种各样的内镜表现，但是此次的研究没有考虑那些表现，因为未能前瞻性验证其差异实际上多大程度对鉴别有效。但在此之前，这种接地气的研究被人工智能（artificial intelligence, AI）超越之日或许会先到来。

参考文献

[1] 丸山保彦. 自己免疫性胃炎(A型胃炎). 春間賢(監). 胃炎の京都分類, 改訂第2版. 日本メディカルセンター, pp 93-95, 2018
[2] 寺尾秀一, 當銘正友, 久禮泉, 他. D群のほとんどは,「高度の萎縮とI.M.のためにH. pyloriが駆逐された」群ではない. 日ヘリコバクター会誌 14:5-14, 2013

[3] 青木利佳, 春藤譲治, 春間賢. 日本におけるA型胃炎の頻度と特徴. Gastroenterol Endosc 59: S881, 2017
[4] Torbenson M, Abraham SC, Boitnott J, et al. Autoimmune gastritis: distinct histological and immunohistochemical findings before complete loss of oxyntic glands. Mod Pathol 15: 102-109, 2002
[5] Doyama H, Yoshida N, Tsuyama S, et al. The "white globe appearance" (WGA): a novel marker for a correct diagnosis of early gastric cancer by magnifying endoscopy with narrow-band imaging (M-NBI). Endosc Int Open 3: E120-124, 2015
[6] 丸山保彦, 吉井重人, 景岡正信, 他. 拡大内視鏡が変えた clinical practice—A型胃炎. 胃と腸 53: 1516-1521, 2018
[7] 丸山保彦, 景岡正信, 大畠昭彦, 他. A型胃炎の診断. 胃と腸 51: 77-86, 2016
[8] Zhang H, Jin Z, Cui R, et al. Autoimmune metaplastic atrophic gastritis in chinese: a study of 320 patients at a large tertiary medical center. Scand J Gastroenterol 52: 150-156, 2017
[9] Soykan I, Yakut M, Keskin O, et al. Clinical profiles, endoscopic and laboratory features and associated factors in patients with autoimmune gastritis. Digestion 86: 20-26, 2012
[10] Terao S, Furuta T, Kamada T, et al. Autoimmune gastritis in Japan: a study of 200 patients at Multicenter Study. Gastroenterology 152: S948, 2017
[11] Minalyan A, Benhammou JN, Artashesyan A, et al. Autoimmune atrophic gastritis: current perspectives. Clin Exp Gastroenterol 10: 19-27, 2017
[12] Venerito M, Varbanova M, Röhl FW, et al. Oxyntic gastric atrophy in *Helicobacter pylori* gastritis is distinct from autoimmune gastritis. J Clin Pathol 69: 677-685, 2016
[13] Villanacci V, Casella G, Lanzarotto F, et al. Autoimmune gastritis: relationships with anemia and *Helicobacter pylori* status. Scand J Gastroenterol 52: 674-677, 2017
[14] Zhang Y, Zhang XR, Park JL, et al. Genome-wide DNA methylation profiles altered by *Helicobacter pylori* in gastric mucosa and blood leukocyte DNA. Oncotarget 7: 37132-37144, 2016
[15] van Driel IR, Tu E, Gleeson PA. Autoimmune gastritis and pernicious anemia. In Rose NR, Mackay IR (eds). Autoimmune Diseases, 5th ed. Elsevier, Amsterdam, pp 619-631, 2014

Summary

Endoscopic Findings of Autoimmune Gastritis —Chronic Atrophic Gastritis Type A

Yasuhiko Maruyama[1], Shigeto Yoshii, Masanobu Kageoka, Akihiko Ohata, Tomohiro Terai, Haruna Aoyama, Kodai Yamamoto, Hironori Hoshino, Hiroyuki Aoyama, Shogo Yano, Kenji Koda[2], Kazuyo Yasuda, Satoshi Baba[3], Shuichi Terao[4]

We analyzed 75 cases of AIG (autoimmune gastritis) diagnosed at Fujieda Municipal General Hospital, Shizuoka Prefecture, Japan. We identified sticky adhered mucus, white globe appearance of lesions, unaffected remnant oxyntic mucosa, and hyperplastic polyps in 64%, 56%, 45%, and 39% of cases, respectively. The unaffected remnant oxyntic mucosa frequently showed island-shaped or pseudo-polyps. Distinguishing AIG from severe atrophic gastritis resembling AIG was unexpectedly difficult. This was especially noted in cases of atrophic gastritis, where the antral mucosa had recovered after *Helicobacter pylori* eradication. In these cases, the smooth mucosa, fine area, less dotted redness of the atrophic lesion, and clearly-margined unaffected remnant oxyntic mucosa in the gastric body are suggested as useful distinguishing factors.

[1] Department of Gastroenterology, Fujieda Municipal General Hospital, Fujieda, Japan
[2] Department of Pathology, Fujieda Municipal General Hospital, Fujieda, Japan
[3] Department of Pathology, Hamamatsu University of Medicine, Hamamatsu, Japan
[4] Department of Gastroenterology, Kakogawa Central City Hospital, Kakogawa, Japan

| 主题 | A型胃炎的最新见解 |

A型胃炎的图像表现
——以放大内镜表现为中心

八木 一芳[1]
永山 逸夫
星 隆洋
阿部 聪司
森田 慎一
须田 刚士
佐藤 祐一[2]
寺井 崇二[3]

摘要● 幽门螺杆菌感染所引起的慢性萎缩性胃炎的放大内镜表现有：在胃底腺黏膜上形成圆形-椭圆形的开口部，而在胃底腺消失的萎缩黏膜上，小凹形成沟，其间的凹间部呈管状花纹。但是，在A型胃炎的萎缩黏膜上也见有呈大型的圆形和椭圆形的开口部密集排列的趋势。在近端萎缩明显的胃，通过常规观察也可以容易地诊断为A型胃炎，而在没有那样表现的胃则通常很难通过常规内镜进行诊断。但是，笔者曾经历过根据上述的放大内镜表现可以诊断为A型胃炎的病例。认为这可能是由于胃炎的发病机制不同而导致小凹上皮的结构产生差异的缘故。

关键词 A型胃炎 放大内镜 慢性胃炎 胃黏膜萎缩 类癌

[1] 新潟大学地域医療教育センター・魚沼基幹病院消化器内科
〒949-7302 南魚沼市浦佐4132　E-mail：yagikazu@pop12.odn.ne.jp
[2] 新潟県立吉田病院内科
[3] 新潟大学大学院医歯学総合研究科消化器内科学分野

前言

在1973年，Strickland等将慢性胃炎分为A型和B型两种。前者以胃体部为主见有萎缩黏膜，血中胃泌素值升高，抗壁细胞抗体和抗内因子抗体呈阳性，通过自身免疫学机制（源于autoimmune, A）而引起。另一方面，后者是以胃窦部为主的炎症，现在被认为是由幽门螺杆菌（Helicobacter pylori, H. pylori）感染所引起的（源于bacteria, B）。笔者等注意到，在这种发病机制不同的慢性胃炎，其萎缩黏膜的放大内镜表现不同，并于2012年进行了报道。基于此报道，在本文中将A型胃炎的萎缩黏膜放大表现与幽门螺杆菌性胃炎的放大表现进行比较和阐述。

对象和方法

采用了在2008年1月—2017年3月，在笔者以前工作的新潟县立吉田医院施行窄带成像（narrow band imaging, NBI）放大内镜观察诊断为A型胃炎的病例。实际上通过放大观察诊断了10例左右，但由于目前保留有图像的病例只有3例，因此使用这些病例，阐述对常规内镜表现和放大内镜表现以及幽门螺杆菌现症感染和幽门螺杆菌曾感染进行比较研究的结果。

常规内镜表现的比较研究

1. A型胃炎

首先，提示A型胃炎的常规内镜表现的特征。

[病例1]　40多岁，女性。
因胃下垂而接受诊察，施行了上消化道内

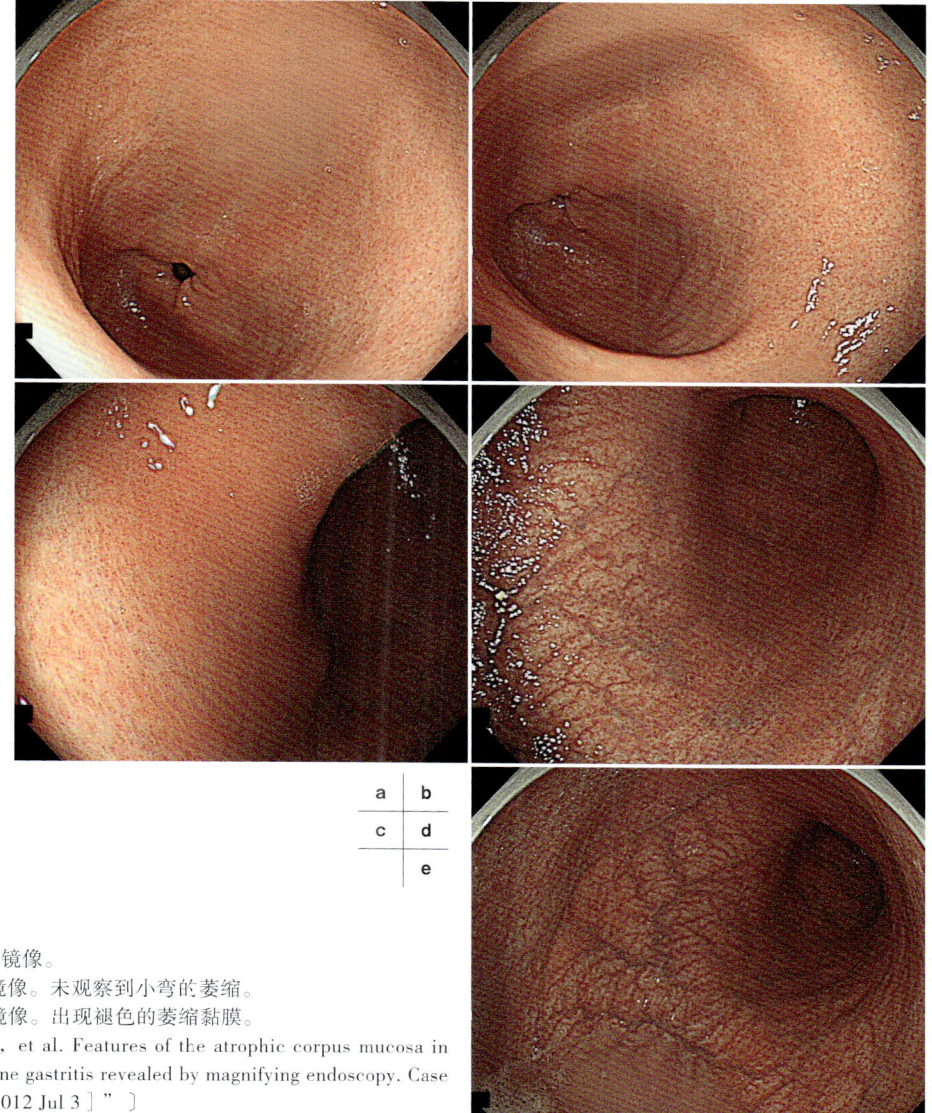

图1 [病例1]
a，b 胃窦部的常规内镜像。
c 胃体下部的常规内镜像。未观察到小弯的萎缩。
d 胃体中部的常规内镜像。出现褪色的萎缩黏膜。
[d：转载自"Yagi K, et al. Features of the atrophic corpus mucosa in three cases of autoimmune gastritis revealed by magnifying endoscopy. Case Rep Med 2012 [Epub 2012 Jul 3]"]
e 胃体上部的常规内镜像。萎缩黏膜范围扩大。

镜检查。在胃窦部无提示淋巴滤泡胃炎和肠上皮化生的内镜表现,像是在未感染的胃中可观察到的正常表现(图1a,b)。但是,在胃体下部没有观察到在幽门螺杆菌未感染胃中可观察到的集合小静脉规则排列(regular arrangement of collecting venules, RAC),也没有观察到在现症感染胃或曾感染胃中可观察到的小弯的萎缩(图1c)。在胃体中部出现能透见树枝状血管的褪色的萎缩黏膜(图1d),在胃体上部萎缩黏膜范围进一步扩大(图1e)。

在幽门螺杆菌胃炎最初出现萎缩的远端没有萎缩,反而在近端出现萎缩,即所谓的逆萎缩。根据这种表现可以很容易地诊断为A型胃炎。

另外,在幽门螺杆菌活动性胃炎中,经常可观察到白色的浑浊黏液附着,但在A型胃炎中没有观察到。这是由于在A型胃炎不存在中性粒细胞浸润的缘故,这也可以说是其特征。胃泌素4440 pg/mL,抗壁细胞抗体160倍稀释阳性,抗内因子抗体阴性,抗幽门螺杆菌抗体IgG阴性,尿素呼气试验2.2‰。

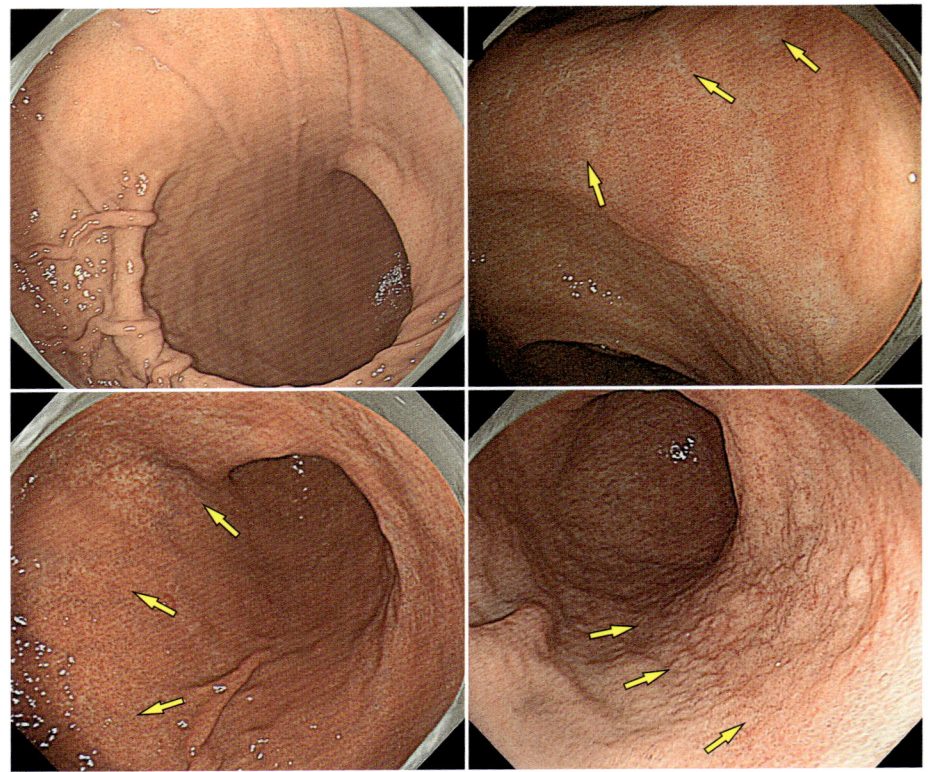

a	b
c	d

图2

a 幽门螺杆菌未感染的胃体部常规内镜图像。
b 幽门螺杆菌现症感染的胃角-胃体下部小弯处的常规内镜图像。黄色箭头所指为萎缩黏膜。
c 幽门螺杆菌现症感染的胃体部常规内镜图像。黄色箭头所指为腺的边界。
d 幽门螺杆菌曾感染的胃体部常规内镜图像。黄色箭头所指为腺的边界。
〔d：转载自"八木一芳，他．*H. pylori*除菌後発見胃癌の内視鏡診断．医学書院，pp 7-16，2016"〕

2. 幽门螺杆菌萎缩性慢性胃炎

呈现A型胃炎以外的胃的常规内镜表现。首先，在幽门螺杆菌未感染胃的胃体部可观察到RAC（**图2a**）。没有观察到萎缩黏膜和明显的腺边界。

在幽门螺杆菌现症感染胃的胃角-胃体下部小弯处观察到暗示萎缩的褪色的黏膜（**图2b，黄色箭头所指**）。胃体下部小弯本来是胃底腺存在的部位，但是在日本，幽门螺杆菌现症感染胃的这个部位的胃底腺消失首先发生。并且，在胃体部出现明显的腺边界（**图2c，黄色箭头所指**）。萎缩区域因褪色而能透见树枝状血管。另一方面，在非萎缩区域即胃底腺黏膜上可观察到弥漫性发红（**图2c，黄色箭头的右下侧**）。这是由于在幽门螺杆菌现症感染胃的胃底腺黏膜的高度中性粒细胞浸润所致。

在幽门螺杆菌曾感染的胃中也能观察到腺边界，但与现症感染的情况大不相同。首先，在非萎缩区域，即胃底腺黏膜可见有褪色，萎缩区域反而见有发红（**图2d，黄色箭头所指为腺边界。其左侧为非萎缩区**）。Nawata等将这种表现称为颜色逆转现象。这是由于幽门螺杆菌的消失，浸润于胃底腺黏膜中的中性粒细胞消失，弥漫性发红消退所致。另外，在腺边界的萎缩侧可以观察到被红色区域包围的白色隆起（**图2d，黄色箭头的右侧**）。这是由于混杂在肠上皮化生之中的胃底腺黏膜，因幽门螺杆菌的消失而浸润的中性粒细胞消失，变得

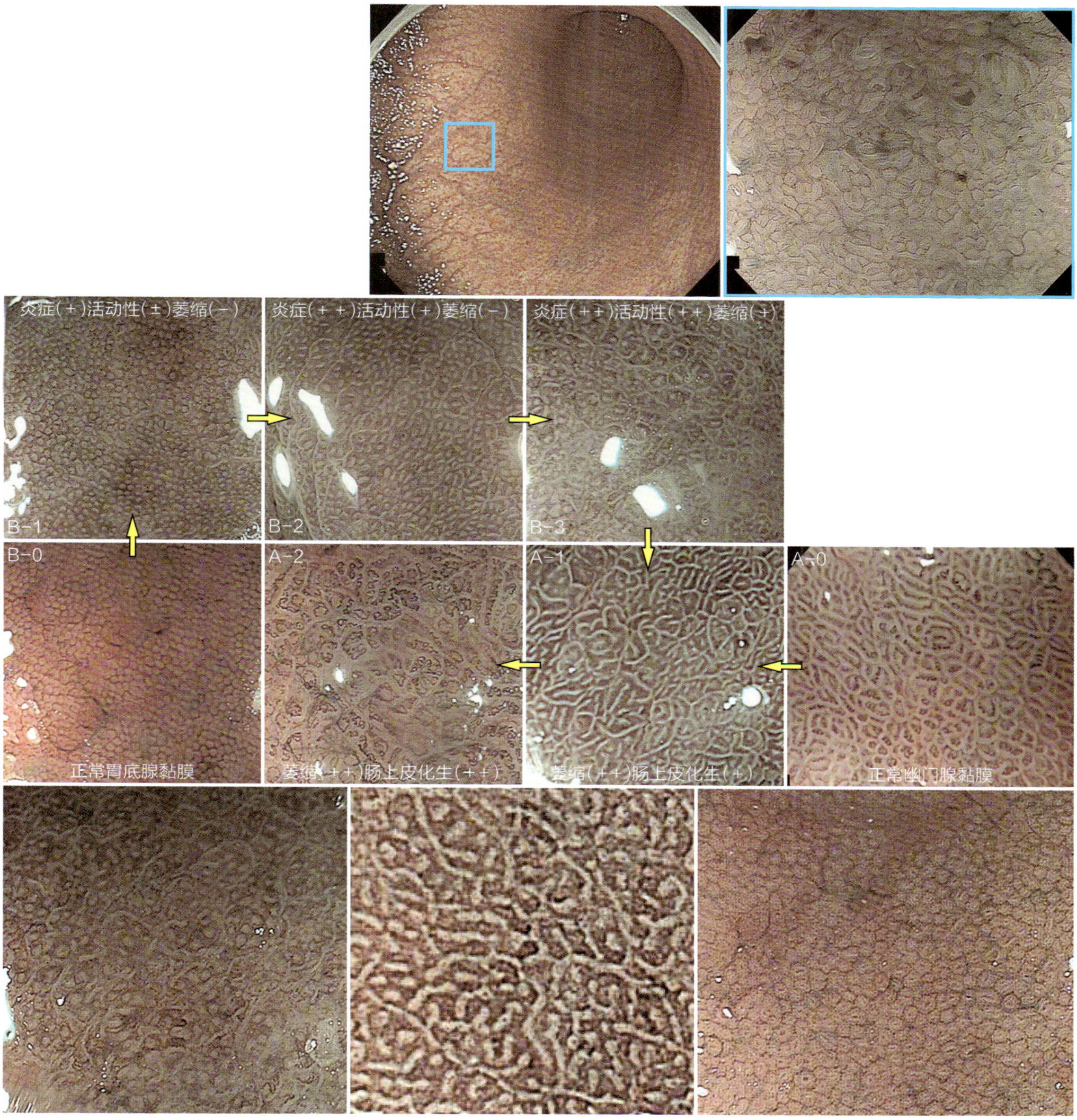

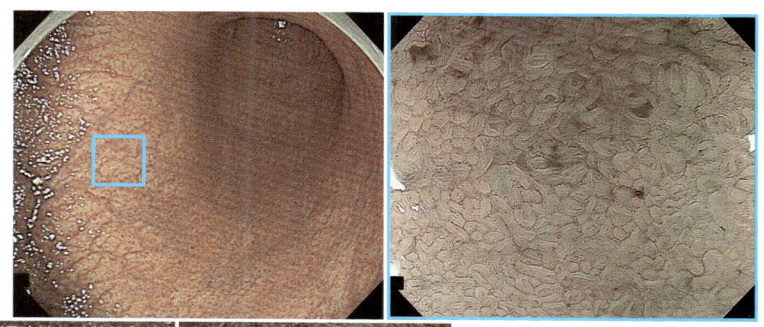

a	b	
	c	
d	e	f

图3 A型胃炎的放大内镜的特征像。

a [**病例1**]（A型胃炎）的胃体部常规内镜像。蓝框部是放大观察部位。

b a的蓝框部的NBI放大内镜像。

〔b：转载自"Yagi K, et al. Features of the atrophic corpus mucosa in three cases of autoimmune gastritis revealed by magnifying endoscopy. Case Rep Med 2012（Epub 2012 Jul 3）"〕

c A-B分类（慢性胃炎的放大内镜分类）。

〔转载自"八木一芳，他．胃の拡大内視鏡診断，第2版．医学書院，pp 4-33，2014〕

d 活动性胃炎的胃底腺黏膜放大像（B-2）"。

（转载自"Yagi K, et al. Prediction of Helicobacter pylori status by conventional endoscopy, narrow-bnad imaging magnifying endoscopy in stomach after endoscopic resection of gastric cancer. Helicobacter 19：111-115，2014"）

e 慢性胃炎萎缩黏膜的放大像（A-1）。

〔转载自"八木一芳，他．胃の拡大内視鏡診断，第2版．医学書院，pp 4-33，2014"〕

f 幽门螺杆菌曾感染胃的胃底腺黏膜（虽然接近于B-1，但有针孔样小凹瘢，与活动性不同）。

〔转载自"八木一芳，他．*H. pylori*除菌後発見胃癌の内視鏡診断．医学書院，pp 7-16，2016"〕

能够呈岛状被辨识的缘故。发红是肠上皮化生，褪色隆起是胃底腺黏膜。也就是说，这个区域是中间带。在幽门螺杆菌曾感染的胃，像这样能够辨识中间带的胃变多。

放大内镜表现的比较研究

1. A型胃炎

对通过常规观察诊断为A型胃炎的［病例1］的萎缩部（图3a，蓝框部）进行NBI放大观察的结果，观察到与幽门螺杆菌胃炎的萎缩黏膜不同的表现（图3b）。其特征是由规则的白色区域（white zone）形成的稍大型的圆形－椭圆形开口部密集排列的放大像（图3b）。并且，伴有表层平滑的印象也是其特征。后述的病例虽然也同样，但笔者等通过NBI放大内镜观察的A型胃炎的大多数可以在萎缩黏膜上观察到这种特异性的表现。

2. 幽门螺杆菌萎缩性慢性胃炎

笔者等将从未感染的正常黏膜到由幽门螺杆菌引起的活动性胃炎，以及肠上皮化生的NBI放大内镜表现作为A-B分类进行了报道（图3c）。在胃底腺存在的黏膜上有圆形开口部（图3c，B-0、B-1）；伴随着萎缩的进展，出现椭圆形的开口部和沟（图3c，B-2、B-3）；在胃底腺消失的萎缩黏膜，变成由沟构成的管状花纹和颗粒状花纹（图3c，A-1、A-2）。幽门螺杆菌活动性胃炎的特征是，在胃底腺存在的部位可观察到圆形开口部，但其大小和形状不一致，中心的开口部本身多为不鲜明（图3d）。在萎缩黏膜上，几乎观察不到圆形开口部，形成沟，可观察到管状花纹（图3e）。在幽门螺杆菌曾感染胃中，萎缩黏膜与活动性胃炎基本相同，但在胃底腺黏膜上，由同心圆状的白色区域形成的圆形开口部密集有规律地排列着（图3f）。

A型胃炎的萎缩部的NBI放大像（图3b）是与上述放大像中的任何一个都不同的特征性的图像。

病例

根据NBI放大内镜表现诊断为A型胃炎的病例

笔者经历过10例左右根据A型胃炎的萎缩黏膜的特征性NBI放大内镜表现诊断为A型胃炎的病例。下面介绍其中的2例。

［病例1］ 50多岁，男性。

观察到胃窦部的斑驳颜色变化（图4a）。胃体部是考虑为非萎缩区域稍稍褪色的曾感染胃的表现（图4b）。在反转常规内镜像中，胃体部小弯明显见有萎缩，但在胃体部大弯是残存有胃底腺的表现（图4c）。认为根据以上的常规内镜表现很难诊断为A型胃炎。但是，如果注意到萎缩区域极为均一这一点，进行NBI放大观察时，就会获得由规则性的白色区域（white zone）形成的圆形-椭圆形开口部密集排列，进而在表层平滑的A型胃炎的萎缩黏膜上发现特征性的表现（图4d）。诊断为A型胃炎，当进行萎缩部的活检时，发现慢性细胞浸润，胃底腺消失了（图4e）。但是，小凹上皮黏液丰富，密度也大，与伴有幽门螺杆菌感染的胃黏膜不同。也与曾感染的胃黏膜不同。胃泌素 1800 pg/mL，抗壁细胞抗体40倍稀释阳性，抗内因子抗体阴性，幽门螺杆菌抗体 IgG阴性。

［病例2］ 50多岁，男性。

该患者在附近医院的内镜检查中，发现息肉样变化多发，从这些病变部位取材活检了数个标本，有1个活检组织被怀疑为类癌，因此被介绍到本院。

在反转常规内镜像中，在胃体部大弯处息肉样变化多发（图5a）。萎缩性变化不明显。有一部分伴有发红的息肉，考虑其有可能为肿瘤性病变（图5a，黄色箭头所指）。在正向靠近多发性息肉时，仍然只有1个红色息肉存在（图5b，黄色箭头所指）。除此以外的息肉看上去像是与周围同质的黏膜（图5c）。另外，在远景的幽门侧可观察到萎缩黏膜，当对图5c的蓝框部进行NBI放大观察时，在白

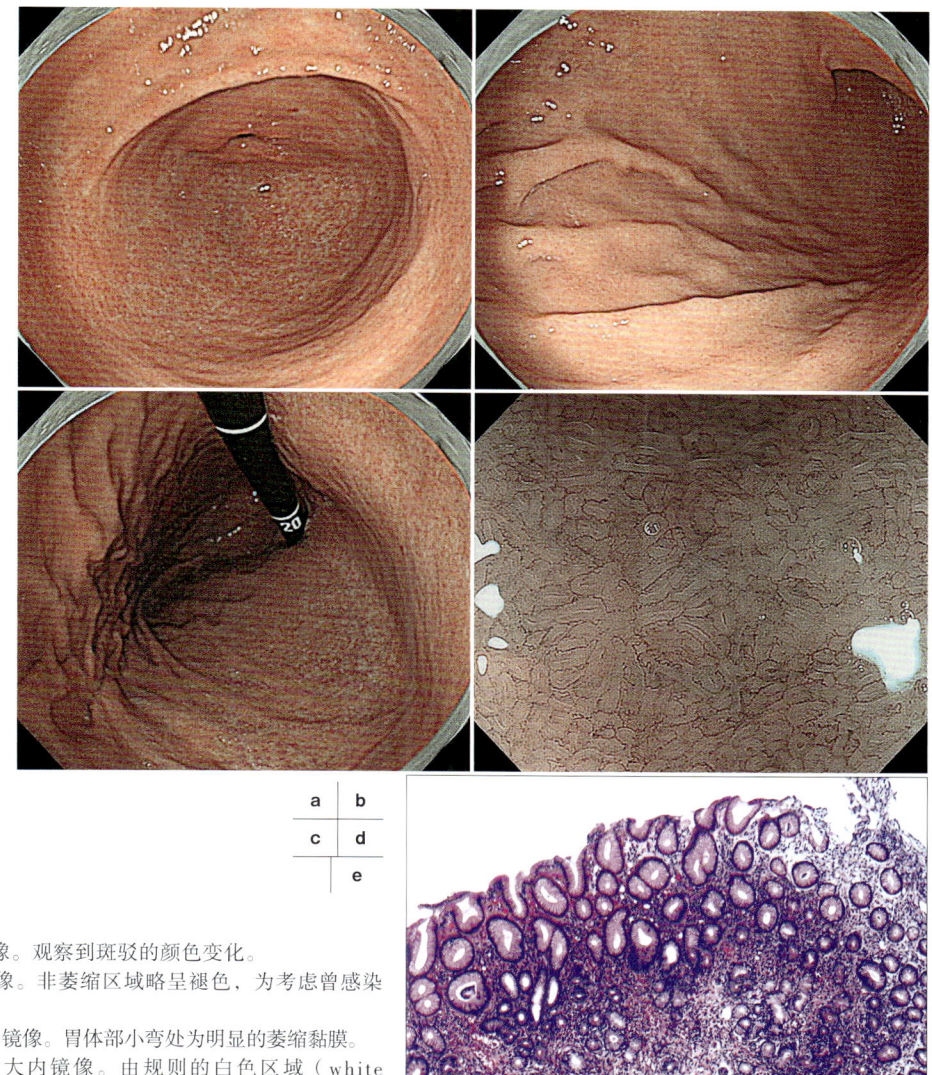

图4 [病例2]
a 胃窦部的常规内镜像。观察到斑驳的颜色变化。
b 胃体部的常规内镜像。非萎缩区域略呈褪色,为考虑曾感染胃的内镜表现。
c 胃体部的反转常规内镜像。胃体部小弯处为明显的萎缩黏膜。
d 萎缩黏膜的NBI放大内镜像。由规则的白色区域(white zone)形成的圆形-椭圆形的开口部密集地排列着。
e d部位的活检组织像。见有慢性细胞浸润,胃底腺消失。

色区域花纹的凹间部可以观察到能透见异常血管的表现(**图5d**)。是在上皮下存在肿瘤细胞的表现,与类癌并不矛盾。

同样,其背景的NBI放大表现是圆形-椭圆形的开口部,但比胃底腺黏膜的开口部大(**图5e**),与在A型胃炎的萎缩黏膜上看到的放大表现极为类似。另一方面,当对多发性息肉进行NBI放大内镜观察时,这次可以看到小的圆形开口部密集排列的典型胃底腺黏膜的表现(**图5f**),但可以观察到多发性息肉的开口部和其周围的椭圆形开口部明显不同(**图5f**)。根据这些表现笔者认为,当A型胃炎发病、萎缩进展时,残存的胃底腺黏膜成为岛状多发息肉,从这些息肉之间的萎缩黏膜发生了类癌。为了通过组织学表现确认这种推测,施行了内镜黏膜下剥离术(endoscopic submucosal dissection, ESD),在施行将周围的多发性息肉也一并切除的ESD时,**图5d**被确认是类癌

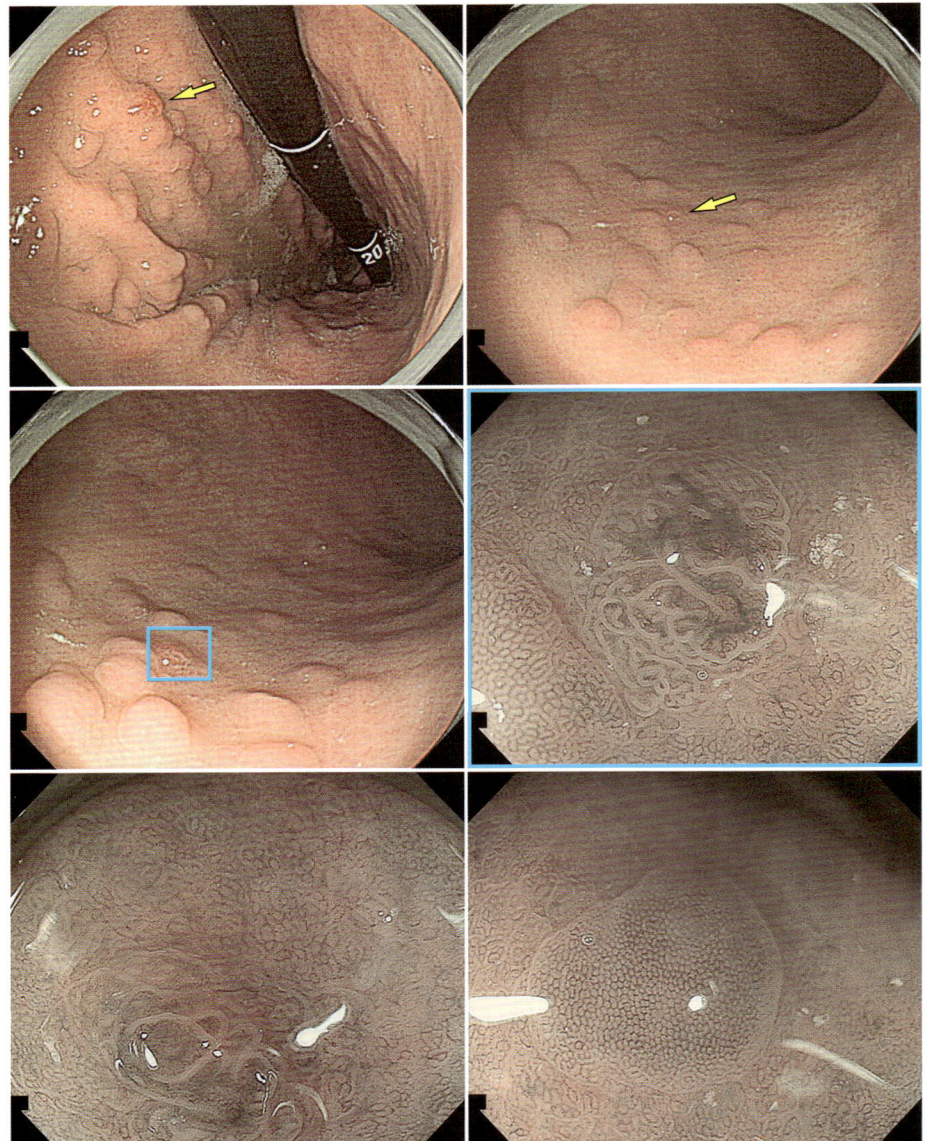

a	b
c	d
e	f

图5［病例3］

a 胃体部的反转常规内镜像。在多发息肉中可以看到伴有发红的息肉（黄色箭头所指）。

b 胃体下部多发息肉部位的常规内镜像。即使按顺时针方向看，在多发息肉中也能看到伴有发红的息肉（黄色箭头所指）。

c 胃体下部多发息肉部位的常规内镜近距像。

d c的蓝框部的NBI放大内镜像。

e d周围的NBI放大内镜像。

f 在b中被观察到的多发息肉的NBI放大内镜像。

［d~f：转载自"Yagi K, et al. Features of the atrophic corpus mucosa in three cases of autoimmune gastritis revealed by magnifying endoscopy. Case Rep Med 2012［Epub 2012 Jul 3］"］

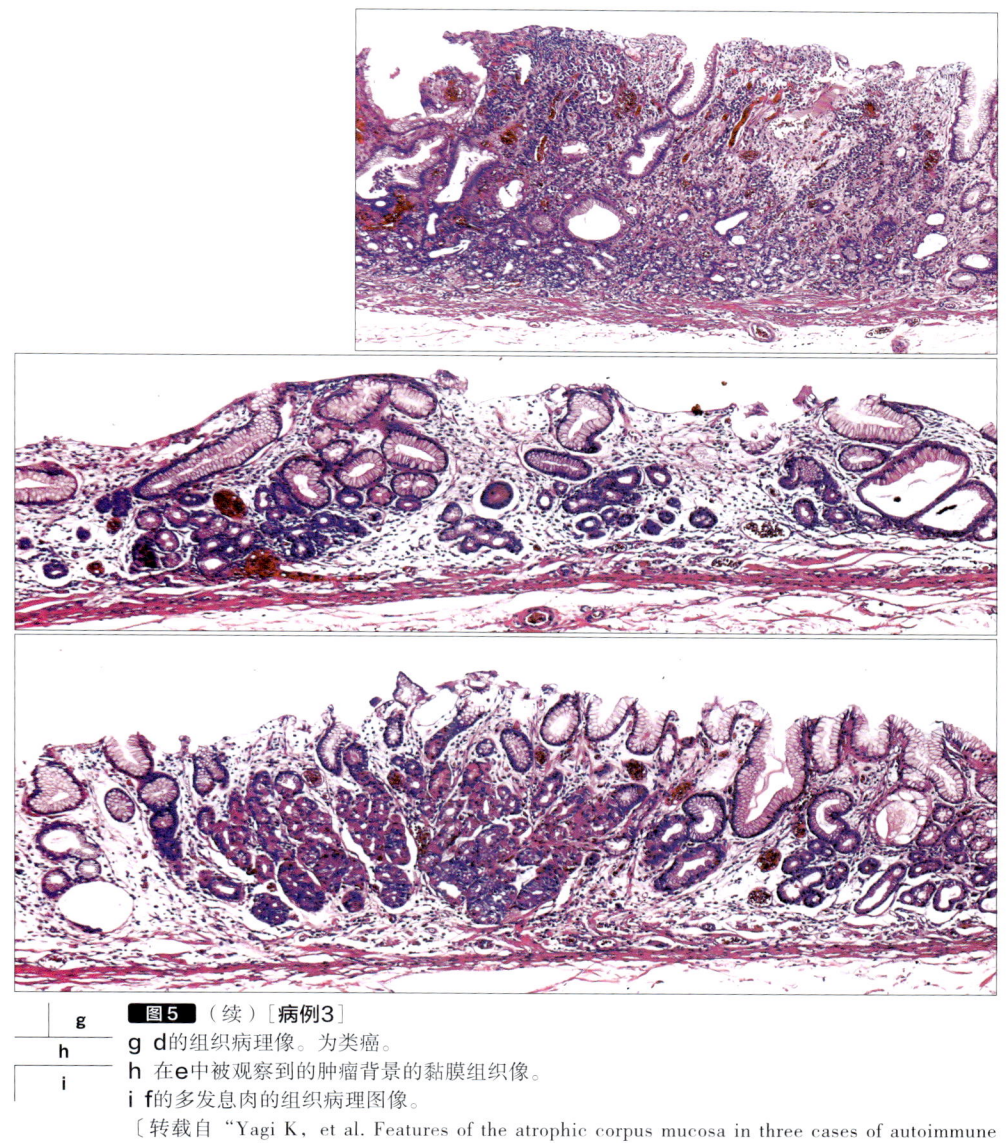

图5 （续）[病例3]
g d的组织病理像。为类癌。
h 在e中被观察到的肿瘤背景的黏膜组织像。
i f的多发息肉的组织病理图像。
〔转载自 "Yagi K，et al. Features of the atrophic corpus mucosa in three cases of autoimmune gastritis revealed by magnifying endoscopy. Case Rep Med 2012（Epub 2012 Jul 3）"〕

（图5g）。确认了类癌的背景的图5e的放大像的部分是由胃底腺消失的幽门腺化生构成的萎缩黏膜（图5h）。不存在肠上皮化生，表层的小凹上皮是黏液丰富的小凹上皮（图5h）。在图5f中可观察到的多发性息肉的部位可确认有胃底腺的残存（图5i）。根据息肉的大小不同，残存的胃底腺的腺管数不同。

讨论

如[病例1]那样，在胃的近端萎缩明显，并且无浑浊黏液附着的均一的萎缩黏膜的情况下，容易诊断为A型胃炎。

但是，在胃体部胃底腺黏膜残存相当多，并且呈现多种黏膜表现的情况下，认为很难诊断为A型胃炎。笔者根据[病例1]的经验，从[病例2]和[病例3]的放大内镜表现可以怀疑为 A 型胃炎。另外，还有几例能够根据放大内镜表现诊断为 A 型胃炎的病例，但因为是通过极少的病例进行的研究，所以到底有多大限度的比例 A 型胃炎的萎缩黏膜呈现出这样的表现尚不清楚。今后应该进一步收集病例进行研究。

笔者认为，在 A 型胃炎的萎缩黏膜上观察到的这种大型的圆形-椭圆形开口部的表现与幽门螺杆菌胃炎之所以不同，在于胃炎的发生机制的不同。在幽门螺杆菌胃炎，由于从胃底腺黏膜的腺颈部中性粒细胞高度浸润于小凹上皮，因此推测在从胃底腺过渡到幽门腺化生的期间也会发生小凹上皮的重构。另一方面，由于 A 型胃炎是通过自身免疫性机制胃底腺被幽门腺化生所取代，所以认为对小凹上皮的损伤几乎不存在。因此推测，具有圆形开口部的小凹上皮是为了保持其原本的腺管的基本构造而产生的表现。

结语

在本文中介绍了被认为是在 A 型胃炎的萎缩黏膜上特征性的 NBI 放大内镜表现。虽然只有 3 例的图像提示，但希望以本文为契机，A 型胃炎的放大内镜表现的研究能够取得进展。

参考文献

[1] Strickland RG, Mackay IR. A reappraisal of the nature and significance of c26-440hronic atrophic gastritis. Am J Dig Dis 18:426-440, 1973
[2] Yagi K, Nakamura A, Sekine A, et al. Features of the atrophic corpus mucosa in three cases of autoimmune gastritis revealed by magnifying endoscopy. Case Rep Med 2012 [Epub 2012 Jul 3]
[3] Yagi K, Nakamura A, Sekine A. Characteristic endoscopic and magnified endoscopic findings in the normal stomach without *Helicobacter pylori* infection. J Gastroenterol 17:39-45, 2002
[4] Yagi K, Nakamura A, Sekine A. Intestinal metaplasia of gastric cardia and carditis in Japanese patients with *Helicobacter pylori* infection. Digestion 70:103-108, 2004
[5] 八木一芳, 佐藤聪史, 中村厚夫, 他. *Helicobacter pylori* 感染の進展と胃粘膜NBI拡大観察. 胃と腸 44:1446-1455, 2009
[6] 八木一芳, 味岡洋一. *H. pylori* 除菌後発見胃癌の内視鏡診断. 医学書院. pp 7-16, 2016
[7] Nawata Y, Yagi K, Tanaka M, et al. Reversal phenomenon on the mucosal borderline relates to development of gastric cancer after successful eradication of *H. pylori*. J Gastroenterol Hepatol Res 21:1-6, 2017
[8] 八木一芳, 味岡洋一. 胃の拡大内視鏡診断, 第2版. 医学書院, pp 4-33, 2014
[9] Yagi K, Saka A, Nozawa Y, et al. Prediction of *Helicobacter pylori* status by conventional endoscopy, narrow-band imaging magnifying endoscopy in stomach after endoscopic resection of gastric cancer. Helicobacter 19:111-115, 2014

Summary

Endoscopic Feature of Type A Gastritis,
Especially Magnifying Endoscopic Findings

Kazuyoshi Yagi[1], Itsuo Nagayama,
Takahiro Hoshi, Satoshi Abe,
Shin-ichi Morita, Takeshi Suda,
Yu-ichi Sato[2], Shuji Terai[3]

Magnifying endoscopic findings of *Helicobacter pylori*-induced chronic gastritis show a ridged surface structure ; however, magnifying endoscopic findings of type A gastritis show closely arranged, small, round, oval pits. Typical conventional endoscopic findings of type A gastritis show prominent atrophy on the proximal site, but not on the distal site. However, type A gastritis without this typical finding is difficult to be diagnosed using conventional endoscopy. In these difficult cases, the abovementioned magnifying endoscopic feature is practical. In this study, these characteristic findings are discussed.

[1] Department of Gastroenterology and Hepatology, Uonuma Institute of Community Medicine, Niigata University Medical and Dental Hospital, Minamiuonuma, Japan
[2] Department of Internal Medicine, Niigata Prefectural Yoshida Hospital, Tsubame, Japan
[3] Department of Gastroenterology and Hepatology, Niigata University, Graduate School of Medical and Dental Sciences, Niigata, Japan

主题　A型胃炎的最新见解

以A型胃炎为背景的胃神经内分泌肿瘤（胃NET）的特征

佐藤 祐一[1]
横山 邦彦
渡边 顺
中村 厚夫
桥本 哲[2]
寺井 崇二

摘要● 以A型胃炎为背景发生的胃NET被分类为Ⅰ型胃NET，其特征是肿瘤直径小、呈多发性、在组织病理学上属于低恶性度、预后良好。以日本为主的迄今为止关于Ⅰ型胃NET的报道，大多符合这样的特征。但是，最近证明，尽管少，但确实存在引起淋巴结转移和肝转移的Ⅰ型胃NET病例，作为其临床特征，举出有以下危险因素：①肿瘤直径在10 mm以上；②Ki-67 index为高值；③深于固有肌层的深部浸润。目前，在日本的Ⅰ型胃NET的研究方面，已完成200例的登记，并进入数据分析阶段，其结果备受关注。

关键词　A型胃炎　神经内分泌肿瘤　Ⅰ型胃NET　淋巴结转移　远程转移

[1] 新潟県立吉田病院消化器内科　〒951-8122 燕市吉田大保町32-14
　　E-mail：yuichi@yoshida-hosp.jp
[2] 新潟大学大学院医歯学総合研究科消化器内科学

前言

在A型胃炎患者，由于抗壁细胞抗体引起的胃底腺的破坏和萎缩，诱导发生无酸症和高胃泌素血症。因此，人们了解到A型胃炎与恶性贫血一起成为胃癌和胃神经内分泌肿瘤（neuroendocrine tumor, NET）发生的温床。另一方面，A型胃炎作为自身免疫性多分泌腺综合征（autoimmune polyendocrine syndrome, APS）中的3B型，合并有自身免疫性甲状腺炎这一点引起了人们的关注。

近年来，关于合并于A型胃炎的胃NET，以日本为主报道了通过多数病例进行研究的结果。在本文中，以这些报道为基础，介绍最新的进展。

胃NET的临床分类

根据胃NET发生背景的不同，将其分为以下3种类型：Ⅰ型，合并萎缩性胃炎的胃NET；Ⅱ型，合并于多发性内分泌肿瘤病1型（multiple endocrine neoplasia Type 1）/Zollinger-Ellison综合征的胃NET；Ⅲ型，散发性胃NET。作为临床特征，Ⅰ型、Ⅱ型是ECL细胞来源的肿瘤，伴有高胃泌素血症，呈小型、多发性，预后较好；而Ⅲ型无高胃泌素血症，为单发，体积较大，预后较差。另外，在3种类型中，Ⅰ型胃NET的发生率最高（**表1**）。

Ⅰ型胃NET的大部分被认为是合并于A型胃炎，在日本的大规模数据分析中也显示胃NET的87.1%合并于A型胃炎。另一方面，提示由幽门螺杆菌感染引起的萎缩性胃炎也与Ⅰ型胃NET有关。作为Ⅰ型胃NET的背景胃黏

表1 胃NET的临床分类

	Ⅰ型	Ⅱ型	Ⅲ型
背景疾病	萎缩性胃炎 （A型胃炎、幽门螺杆菌胃炎）	多发性内分泌肿瘤病1型／Zollinger-Ellison综合征	散发性
比例	70%~80%	5%~10%	<20%
血清胃泌素值	高值	高值	正常
肿瘤的个数	多发	多发	单发
肿瘤直径	<1cm	<1cm	2~5cm
好发部位	胃穹隆部/胃体部	胃穹隆部/胃体部	胃各部
转移	<5%	<10%	>50%
组织学分化	高分化	高分化	通常，低分化
预后	好	好	差

［转载自"佐藤祐一，他．胃カルチノイドの長期経過．胃と腸 52：431-440，2017"，一部分有改编］

表2 NET的WHO分类

	分级	核分裂数（10HPF）	Ki-67 index（%）
NET G1	G1	<2	≤2
NET G2	G2	2~20	3~20
NEC	G3	>20	>20

HPF：high power field，高倍视野；NET：neuroendocrine tumor，神经内分泌肿瘤；NEC：neuroendocrine carcinoma，神经内分泌癌。

［转载自"Solcia E, et al. Neuroendocrine neoplasms of the stomach. In Bosman FT, Carneiro F, Hruban RH, et al（eds）. WHO Classification of Tumours of the Digestive System. IARC, Lyon, pp 64-68, 2010"］

膜的组织病理学特征，可以观察到胃底腺的萎缩和壁细胞的消失、肠上皮化生，还有非肿瘤性的内分泌细胞微巢（endocrine cell micronest，ECM）多发。

另外，在2010年的WHO分类中，引入了根据核分裂数和Ki-67 index的组织病理学分级（grading），将NET分为NET G1（carcinoid/类癌）、NET G2、神经内分泌癌（neuroendocrine carcinoma，NEC；large cell or small cell type，相当于NET G3）、混合腺神经内分泌癌（mixed adeno-neuroendocrine carcinoma，MANEC）、增生和癌前病变（hyperplastic and preneoplastic lesion）（**表2**）。据知，Ⅰ型胃NET的大多数都是G1。

Ⅰ型胃NET的内镜特征和诊断及治疗

一般认为，Ⅰ型胃NET发生于黏膜深层的内分泌细胞，逐渐向黏膜下层呈膨胀性发育，呈黏膜下肿瘤（submucosal tumor，SMT）样的形态。一般来说，表面黏膜从正常色到呈黄色色调，随着肿瘤变大，见有中心凹陷（有时为溃疡）和发红、小凹的扩大／消失和血管走行的异常表现。通常，通过活检组织能够诊断NET，但有时不能采取到肿瘤成分，这种情况下内镜超声引导下细针吸出（endoscopic ultrasound-guided fine needle aspiration，EUS-FNA）对诊断是有帮助的。

治疗的流程如**图1**所示。在Ⅰ型胃NET的情况下，根据肿瘤直径、个数、浸润程度、淋巴结转移的有无来选择治疗方法，但因为是本来预后就很好的肿瘤，所以小的肿瘤也可以进行随访观察。另外，关于内镜治疗，在采用内镜下黏膜切除术（endoscopic mucosal resection，EMR）切除时断端大多呈阳性；但当采用内镜黏膜下剥离术（endoscopic submucosal dissection，ESD）时，由于即使有向黏膜下层的浸润也容易确保肿瘤边界，因此完全切除率高，提示了其有效性。

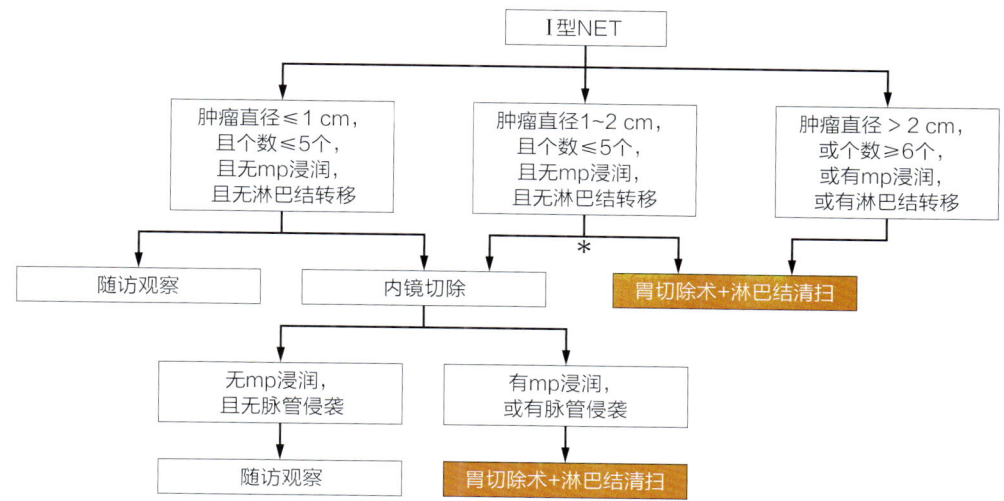

图1 I型胃NET的治疗流程。
*：一般认为I型NET恶性度较低，有报道称即便是1~2 cm大小，如果没有mp浸润和淋巴结转移，也可以进行内镜切除，但这并不是高水平的证据，还有待讨论之处。
〔转载自"日本神经内分泌肿瘤研究会（JNETS）（编）。胰腺·消化管神经内分泌肿瘤（NET）诊疗指南，第1版。金原出版，p 9，2015"〕

表3 I型胃NET的临床特征

	Manfredi等	Vanoli等	Chung等	Sagatun等	Grozinsky-Glasberg等
病例数	84	123	142	26	254
性别（男：女）	30：54	45：78	50：92	7：19	未记录
G1：G2：G3：NT	43：14：1：26	111：11：1：0	89：26：0：27	24：2：0：0	未记录
固有肌层或更深层浸润（n）	未记录	2	14	6	未记录
淋巴结转移或远程转移（n）	5	6	11	5	20

已转移的I型胃NET的临床特征

如上所述，一般来说，I型胃NET的组织病理学的恶性度低，深部浸润和转移的比例也低，预后非常好，但在实际临床中如何呢？

在日本的I型胃NET的研究中，深于固有肌层的浸润在64例中仅有1例（1.6%），脉管侵袭在82例中有8例（9.8%），淋巴结转移在82例中有1例（1.2%），没有远程转移病例。在脉管侵袭的8例中，淋巴管/静脉侵袭都呈阳性的有3例，仅淋巴管侵袭呈阳性的有3例，仅静脉侵袭呈阳性的有2例；其中有5例肿瘤径小于10 mm，即使体积小也有发现脉管侵袭的病例。但是，其中浸润深度有7例止于黏膜下层，1例浸润于固有肌层。有Ki-67 index记录的病例在8例中只有3例，其中2例为2%，1例小于0.2%。另外，疾病相关死亡病例1例也没有。

笔者等在2017年评审了发表于《胃与肠》的包括该报道在内的国内外的7篇报道，除Borch等的报道外，深于固有肌层的浸润率为0~2%，远程转移率低至2%~4%，肿瘤相关死亡也几乎为零，组织病理学G3的病例也没有，和以往的结果一样，I型胃NET的恶性度被认为是非常低的。

但是，此后，散见有关于G3病例和见有淋巴结转移/远程转移的I型胃NET病例的报道（**表3**）。

Manfredi等调查了Ⅰ型胃NET 84例，发现G3病例有1例，没有远程转移病例，但淋巴结转移有5例（5.9%），5年生存率为98.3%。Vanoli等调查了Ⅰ型胃NET 123例，发现浸润深于固有肌层的病例只有2例，淋巴结转移有5例（4.1%），肝转移有1例。G3病例有2例，其中1例由于淋巴结转移而施行了外科手术，但在手术后14日去世；另1例最初是G1，但几年后组织病理学变化由G2到G3，并最终在10年后因肿瘤发生肝转移和腹膜转移而死亡。Chung等分析了Ⅰ型胃NET 142例，虽然没有发现G3病例，但发现固有肌层浸润7例（4.9%）、浆膜浸润7例（4.9%）、淋巴管侵袭6例（4.2%）、淋巴结转移11例（7.7%）。在Sagatun等的调查中，26例Ⅰ型胃NET中有5例淋巴结转移（19.2%），其中2例还发现了肝转移（7.7%）。另一方面，在Grozinsky-Glasberg等的调查中，虽然没有关于G3病例的记录，但发现在Ⅰ型胃NET 254例中有淋巴结转移12例（4.7%）、肝转移8例（3.1%）。

作为与淋巴结转移、肝转移有关的Ⅰ型胃NET的临床特征，Vanoli等认为，当肿瘤直径超过10 mm时，转移病例增加；G1和G2之间没有差异，但G3的预后较差。Sagatun等也将肿瘤直径作为最有助于转移的因素，在5例转移病例中2例为G2 NET，4例为T2期的肿瘤。另一方面，Grozinsky-Glasberg等也指出，肿瘤直径>10 mm是转移的危险因素，Ki-67 index高值、有症状、高胃泌素血症也是危险因素。Chung等虽然没有提到仅限于Ⅰ型NET，但在肿瘤直径小于10 mm的胃NET病例中，转移的病例1例也没有。

综合这些报道和以前的报道，笔者认为：①肿瘤直径10 mm以上、②Ki-67 index高值（G3特别需要注意）和③深于固有肌层的深部浸润这3项是现阶段的淋巴结转移、肝转移的危险因素。

结语

通过日本消化内镜学会的学术委员会进行的"关于合并于A型胃炎的类癌的治疗方针的研究"项目也已经完成了约200例的登记，目前正在进行数据分析中。可以期待，日本的Ⅰ型胃NET的临床特征将进一步得到阐明，对于其治疗也可以提出更加明确的方针。

另一方面，可以预想，随着幽门螺杆菌感染率的降低，今后A型胃炎的内镜下辨识将变得容易，并且通过从APS的方向关注甲状腺疾病患者，发现A型胃炎的可能性将提高。那样的话，笔者认为对以A型胃炎为背景的Ⅰ型NET的看法今后也会发生变化，有必要更加关注其病况和治疗。

参考文献

[1] Rindi G, Arnold R, Bosman FT, et al. Nomenclature and classification of neuroendocrine neoplasms of the digestive system. In Bosman FT, Carneiro F, Hruban RH, et al (eds). WHO Classification of Tumours of the Digestive System. IARC, Lyon, pp 13-14, 2010
[2] 佐藤祐一, 今村祐志, 海崎泰治, 他. 胃カルチノイドの長期経過. 胃と腸 52:431-440, 2017
[3] Ito T, Sasano H, Tanaka M, et al. Epidemiological study of gastroenteropancreatic neuroendocrine tumors in Japan. J Gastroenterol 45:234-243, 2010
[4] Sato Y, Iwafuchi M, Ueki J, et al. Gastric carcinoid tumors without autoimmune gastritis in Japan：a relationship with *Helicobacter pylori* infection. Dig Dis Sci 47:579-585, 2002
[5] Solcia E, Arnold R, Capella C, et al. Neuroendocrine neoplasms of the stomach. In Bosman FT, Carneiro F, Hruban RH, et al (eds). WHO Classification of Tumours of the Digestive System. IARC, Lyon, pp 64-68, 2010
[6] Sato Y, Hashimoto S, Mizuno K, et al. Management of gastric and duodenal neuroendocrine tumors. World J Gastroenterol 22:6817-6828, 2016
[7] Attili F, Capurso G, Vanella G, et al. Diagnostic and therapeutic role of endoscopy in gastroenteropancreatic neuroendocrine neoplasms. Dig Liver Dis 46:9-17, 2014
[8] 日本神経内分泌腫瘍研究会(JNETS)（編）. 膵・消化管神経内分泌腫瘍(NET)診療ガイドライン, 第1版. 金原出版, p 9, 2015
[9] Sato Y, Takeuchi M, Hashimoto S, et al. Usefulness of endoscopic submucosal dissection for type I gastric carcinoid tumors compared with endoscopic mucosal resection. Hepatogastroenterology 60:1524-1529, 2013
[10] Sato Y, Imamura H, Kaizaki Y, et al. Management and clinical outcomes of type I gastric carcinoid patients：retrospective, multicenter study in Japan. Dig Endosc 26:377-384, 2014
[11] Borch K, Ahrén B, Ahlman H, et al. Gastric carcinoids：biologic behavior and prognosis after differentiated treatment in relation

to type. Ann Surg 242:64-73, 2005
[12] Thomas D, Tsolakis AV, Grozinsky-Glasberg S, et al. Long-term follow-up of a large series of patients with type 1 gastric carcinoid tumors: data from a multicenter study. Eur J Endocrinol 168: 185-193, 2013
[13] Merola E, Sbrozzi-Vanni A, Panzuto F, et al. Type I gastric carcinoids: a prospective study on endoscopic management and recurrence rate. Neuroendocrinology 95:207-213, 2012
[14] Campana D, Ravizza D, Ferolla P, et al. Clinical management of patients with gastric neuroendocrine neoplasms associated with chronic atrophic gastritis: a retrospective, multicentre study. Endocrine 51:131-139, 2016
[15] Chen WC, Warner RR, Ward SC, et al. Management and disease outcome of type I gastric neuroendocrine tumors: the Mount Sinai experience. Dig Dis Sci 60:996-1003, 2015
[16] La Rosa S, Inzani F, Vanoli A, et al. Histologic characterization and improved prognostic evaluation of 209 gastric neuroendocrine neoplasms. Hum Pathol 42:1373-1384, 2011
[17] Manfredi S, Walter T, Baudin E, et al. Management of gastric neuro-endocrine tumours in a large French national cohort (GTE). Endocrine 57:504-511, 2017
[18] Vanoli A, La Rosa S, Miceli E, et al. Prognostic evaluations tailored to specific gastric neuroendocrine neoplasms: Analysis of 200 cases with extended follow-up. Neuroendocrinology 107:114-126, 2018
[19] Spampatti MP, Massironi S, Rossi RE, et al. Unusually aggressive type 1 gastric carcinoid: a case report with a review of the literature. Eur J Gastroenterol Hepatol 24:589-593, 2012
[20] Chung CS, Tsai CL, Chu YY, et al. Clinical features and outcomes of gastric neuroendocrine tumors after endoscopic diagnosis and treatment: A Digestive Endoscopy Society of Tawian (DEST). Medicine (Baltimore) 97: e12101, 2018
[21] Sagatun L, Fossmark R, Jianu CS, et al. Follow-up of patients with ECL cell-derived tumours. Scand J Gastroenterol 51: 1398-1405, 2016
[22] Grozinsky-Glasberg S, Thomas D, Strosberg JR, et al. Metastatic type 1 gastric carcinoid: a real threat or just a myth? World J Gastroenterol 19:8687-8695, 2013
[23] Saund MS, Al Natour RH, Sharma AM, et al. Tumor size and depth predict rate of lymph node metastasis and utilization of lymph node sampling in surgically managed gastric carcinoids. Ann Surg Oncol 18:2826-2832, 2011

Summary

Clinical Features of Gastric Neuroendocrine Tumor (NET) Complicated with Type A Gastritis

Yuichi Sato[1], Kunihiko Yokoyama, Jun Watanabe, Atsuo Nakamura, Satoru Hashimoto[2], Shuji Terai

Gastric NETs complicated with type A gastritis are classified as type I gastric NETs. Type I gastric NETs are small in size, many in number, and histologically well-differentiated; therefore, they have a good prognosis. Many past reports, including those from Japan, have reported these characteristics. However, it has recently been reported that type I gastric NETs complicated with lymph node and liver metastasis exist with a low incidence. The clinical features of such type I gastric NETs are as follows: 1) tumor diameter ≧10mm, 2) high Ki-67 index, and 3) invasion beyond submucosa. Currently, a total of 200 cases have been registered and analyzed for studying type I gastric NET in Japan.

[1] Division of Gastroenterology, Niigata prefectural Yoshida Hospital, Tsubame, Japan
[2] Division of Gastroenterology and Hepatology, Graduate School of Medical and Dental Sciences, Niigata University, Niigata, Japan

主题　A型胃炎的最新见解

合并于A型胃炎的胃癌病例的特征

八板 弘树[1]
藏原 晃一[1]
大城 由美[2]
浦冈 尚平[1]
平田 敬[1]
吉田 雄一郎[1]
和智 博信[1]
松场 瞳[1]
八尾 隆史[3]

摘要● 以最近12年间在本科室诊断的A型胃炎病例中合并胃癌的20例（23个病变）为对象，对其临床病理学表现进行了回顾性研究。研究对象的平均年龄为76.6岁，男性为9例，女性为11例，其中7例合并有恶性贫血。胃癌23个病变的大部分是发生于胃体部的隆起型高分化型腺癌，除扁平上皮癌1个病变外的其余22个病变都是早期胃癌。半数以上具有胃型黏液表型，也存在有胃底腺型胃癌和扁平上皮癌等。与没有合并胃癌的笔者等经历的A型胃炎病例相比，胃增生性息肉的合并较多，具有胃体部的组织病理学上的慢性炎性细胞浸润和萎缩程度较严重的趋势，胃癌合并病例具有A型胃炎晚期的特征。

关键词　A型胃炎　胃癌　幽门螺杆菌　恶性贫血　胃增生性息肉

[1] 松山赤十字病院胃腸センター　〒790-8524 松山市文京町1
  E-mail：hyaita@matsuyama.jrc.or.jp
[2] 同　病理診断科
[3] 順天堂大学大学院医学研究科人体病理病態学

前言

作为胃癌发生的原因，在日本以幽门螺杆菌（*Helicobacter pylori, H. pylori*）感染占大多数，但可以预想，今后由于幽门螺杆菌感染率的降低，幽门螺杆菌未感染胃癌、合并于A型胃炎的胃癌、遗传性胃癌等会相对增加。

本次笔者等为了阐明合并于A型胃炎的胃癌的临床病理学特征，研究了自身所经历的病例。

对象和方法

2006年1月—2018年8月，在本科室被诊断为A型胃炎的95例中合并胃癌的20例（23个病变）为对象，就其临床病理学表现进行了回顾性研究。另外，在胃癌非合并的75例中，除从胃窦部大弯、胃体中部大弯处取材的活检外，还施行了2种方法以上的幽门螺杆菌感染诊断，筛选出能够确认血清胃泌素值的55例，比较研究了临床表现和背景胃黏膜表现。

在本研究中，将满足以下标准的情况定义为A型胃炎：①抗胃壁细胞抗体或抗内因子抗体呈阳性；②病理学上见有胃体部为主的萎缩，或肠嗜铬样（enterochromafine-like, ECL）细胞的增生或内分泌细胞微巢（endocrine cell micronest, ECM）中某一种。

关于幽门螺杆菌感染的诊断，在血清幽门螺杆菌抗体［2015年7月以前使用E平板"荣研"幽门螺杆菌抗体（荣研化学株式会社制），2015年8月以后使用幽门螺杆菌IgG"生研"（登卡生研株式会社制）］法、镜检法的基础上，

表1 胃癌合并病例和胃癌非合并病例的临床表现的比较

	癌合并病例（n=20）	癌非合并病例（n=55）	P值
平均年龄	76.6岁	72.8岁	n.s.
性别（男：女）	9：11	23：32	n.s.
血清胃泌素值（pg/mL）	3696	2972	n.s.
合并恶性贫血	7（35.0%）	20（36.0%）	n.s.

n.s.：not significant，无显著性意义。

表2 A型胃炎合并胃癌的幽门螺杆菌感染诊断

结果				感染诊断	病例数
UBT	血清幽门螺杆菌抗体	镜检法	便中抗原		
未施行	<3.0 U/mL	（−）	（−）	未感染或曾感染	1
<2.5‰	<3.0 U/mL	（−）	（−）	未感染或曾感染	5
		（−）	（−）	未感染或曾感染	2
	3.0〜10 U/mL	（−）	（−）	曾感染	2
	>10 U/mL	（−）	（+）	现症感染	1
2.5‰〜10‰	<3.0 U/mL	（−）	（−）	现症感染或曾感染	1
		（−）	（−）	未感染或曾感染	3
	3.0〜10 U/mL	（−）	（−）	现症感染或曾感染	1
		（−）	（−）	曾感染	2
	<3.0 U/mL	（−）	（+）	现症感染	1
>10‰	>10 U/mL	（+）	（−）	现症感染	1

加上尿素呼气试验（urea breath test, UBT）或便中抗原法中的1种以上进行了评价。镜检法或便中抗原法呈阳性的为现症感染，除血清幽门螺杆菌抗体3.0〜10 U/mL外，其他感染诊断方法2种以上呈阴性的为曾感染。

胃癌的发生部位、肉眼分型、组织病理学表现的记载遵循了《胃癌处理规章第15版》。关于黏液表型，根据胃型标记物（MUC5AC，MUC6）和肠型标记物（MUC2，CD10）的染色结果，被分为4种类型：①胃型；②胃肠混合型；③肠型；④无法分类型。

背景胃黏膜的组织病理学表现方面，从胃窦部、胃体部取材施行2点活检，按照updated Sydney system的视觉模拟评分法（visual analogue scale），分为4级评价了活动性（中性粒细胞浸润）、慢性炎性细胞浸润（单核细胞浸润）、萎缩、肠上皮化生等各项目。

结果

1. 临床表现（表1）

合并胃癌的20例A型胃炎患者的平均年龄为76.6岁（60〜89岁），其中男性为9例，女性为11例。抗胃壁细胞抗体为17例（85.0%）呈阳性，抗内因子抗体为10例（50.0%）呈阳性；血清胃泌素值的平均值为3696pg/mL（118〜9663pg/mL）。合并恶性贫血者7例（35.0%），合并自身免疫性甲状腺疾病者5例（25.0%）。未发现自身免疫性1型糖尿病的合并病例。

2. 幽门螺杆菌感染诊断

感染诊断的结果如**表2**所示。全部的感染诊断为阴性，并且，血清幽门螺杆菌抗体小于3.0 U/mL的患者在20例中有8例（40.0%）。镜检法为阳性的2例和便中抗原法为阳性的1例，共计3例为幽门螺杆菌现症感染；血清幽

表3 A型胃炎合并胃癌20个病例的详细情况

病例	胃癌发病年龄（岁）	性别	幽门螺杆菌感染状态	主要组织分型	发生部位	肉眼分型	长径（mm）	浸润深度	黏液表型
1	77	女（F）	现症感染或曾感染	tub1	中（M）	0-Ⅱa	16	pT1a	肠型
2	72	女（F）	未感染或曾感染	tub1	下（L）	0-Ⅱb	20	pT1a	混合型
3	81	女（F）	未感染或曾感染	tub1	上（U）	0-Ⅱa	14	pT1b1	胃型
4	73	男（M）	现症感染	tub1	中（M）	0-Ⅱb	22	pT1a	混合型
5	82	男（M）	现症感染或曾感染	tub1	下（L）	0-Ⅱc	14	pT1a	混合型
6	67	男（M）	未感染或曾感染	tub1	中（M）	0-Ⅱc	12	pT1a	无法分类型
7	85	女（F）	未感染或曾感染	tub1	上（U）	0-Ⅱa	44	pT1b2	胃型
8	61	女（F）	曾感染	pap	中（M）	0-Ⅰ	25	pT1a	胃型
9	81	男（M）	曾感染	tub1	中（M）	0-Ⅱa	30	pT1b1	肠型
10	70	女（F）	曾感染	tub1	下（L）	0-Ⅱc	1	pT1a	混合型
11	80	女（F）	现症感染	pap	上（U）	0-Ⅱa	11	pT1b1	胃型
12	83	女（F）	曾感染	tub2	中（M）	0-Ⅱa	65	pT1b2	胃型
13	88	女（F）	未感染或曾感染	tub1	下（L）	0-Ⅱc	45	pT1b1	胃型
14	60	男（M）	未感染或曾感染	GAFM	中（M）	0-Ⅱa	6	pT1a	混合型
15	76	女（F）	未感染或曾感染	sig	中（M）	0-Ⅱc	6	pT1a	混合型
16	87	男（M）	现症感染	por1	下（L）	0-Ⅰ	30	pT1b1	混合型
17	62	男（M）	未感染或曾感染	sig	中（M）	0-Ⅱc	20	pT1b2	胃型
18	87	女（F）	未感染或曾感染	tub1	上（U）	0-Ⅱa	5	pT1a	胃型
18	89	女（F）	未感染或曾感染	tub1	下（L）	0-Ⅱa	17	pT1a	胃型
19	76	女（F）	未感染或曾感染	GAFG	中（M）	0-Ⅱa	4	pT1a	胃型
19	76	女（F）	未感染或曾感染	GAFG	上（U）	0-Ⅱa	5	pT1a	胃型
20	72	男（M）	未感染或曾感染	tub1	中（M）	0-Ⅱc	9	pT1a	胃型
20	72	男（M）	未感染或曾感染	SCC	上（U）	2	60	pT3	

GAFM：Gastric adenocarcinoma with differentiation towards the fundic mucosa，向胃底腺黏膜分化的胃腺癌；GAFG：gastric adenocarcinoma of fundic gland type，胃底腺型腺癌。

门螺杆菌抗体为 3.0~10 U/mL，其他感染诊断有2项以上为阴性的4例判断为曾感染。

3. A型胃炎合并胃癌的病理学表现

合并于A型胃炎的胃癌有20例（23个病变）（表3）。23个病变的组织病理学详细情况为：除胃底腺型胃癌以外的分化型腺癌（tub1，tub2，pap）为16个病变（69.6%），未分化型腺癌（por1，sig）为3个病变（13.0%），胃底腺型胃癌[（gastric adenocarcinoma of fundic gland type, GAFG/胃底腺型腺癌），（gastric adenocarcinoma of fundic gland mucosal type, GAFGM/胃底腺黏膜型腺癌）] 3个病变（13.0%），鳞状细胞癌（squamous cell carcinoma, SCC）有1个病变（4.3%）。3例为胃癌重复，其中1例（[病例18]）异时性见有胃癌。

分化型腺癌16个病变的发生部位为U区4个病变、M区7个病变、L区5个病变。16个病变均为早期胃癌（M癌10个病变，SM癌6个病变），肉眼分型中0-ⅡA型最多，为7个病变；其次0-Ⅱc型为5个病变，0-Ⅱb型、0-Ⅰ型（病例8，图1）均为2个病变。肿瘤长径平均为25.9mm（1~65mm），主要组织类型为高分化型腺癌13个病变，占大部分；12个病变为高异型度。黏液表型以胃型最多，有9个病变，混合型有4个病变，肠型有2个病变，

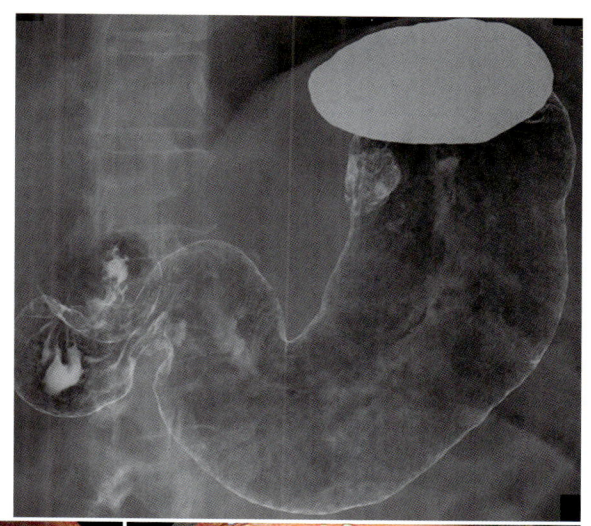
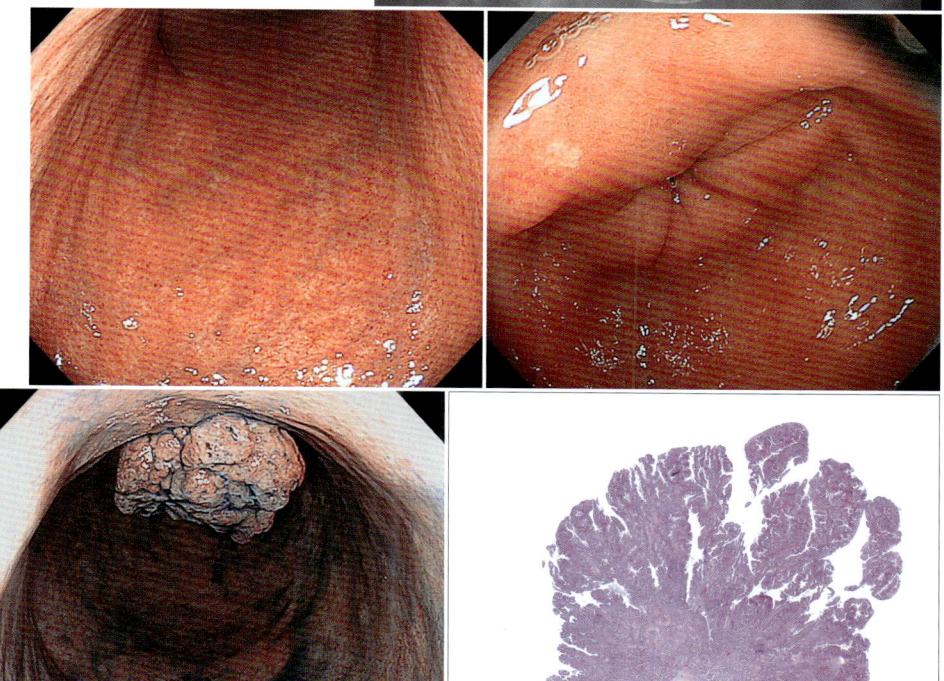

图1 [病例8] 0-Ⅰ型高分化型腺癌。

a 胃X线造影像。仰卧位第1斜位双重造影像。胃体部的胃小区模糊化,在一部分呈磨玻璃样,胃体部大弯的皱襞消失。在胃窦部混杂存在有微小、色淡、平滑的胃小区和比较均一的小颗粒状的胃小区。在胃体中部小弯处见有绒毛状的隆起性病变。伸展性良好,未见硬化表现。

b~d 内镜像。胃体部高度萎缩,皱襞消失(**b**)。胃窦部与胃体部相比,萎缩性变化不明显;在胃窦部小弯处见有黄色瘤(**c**)。在胃体中部小弯处见有绒毛状的隆起性病变(**d**)。

e 组织病理学表现。ESD切除标本。为肿瘤长径25 mm的乳头腺癌,止于黏膜内。呈胃型黏液表型。

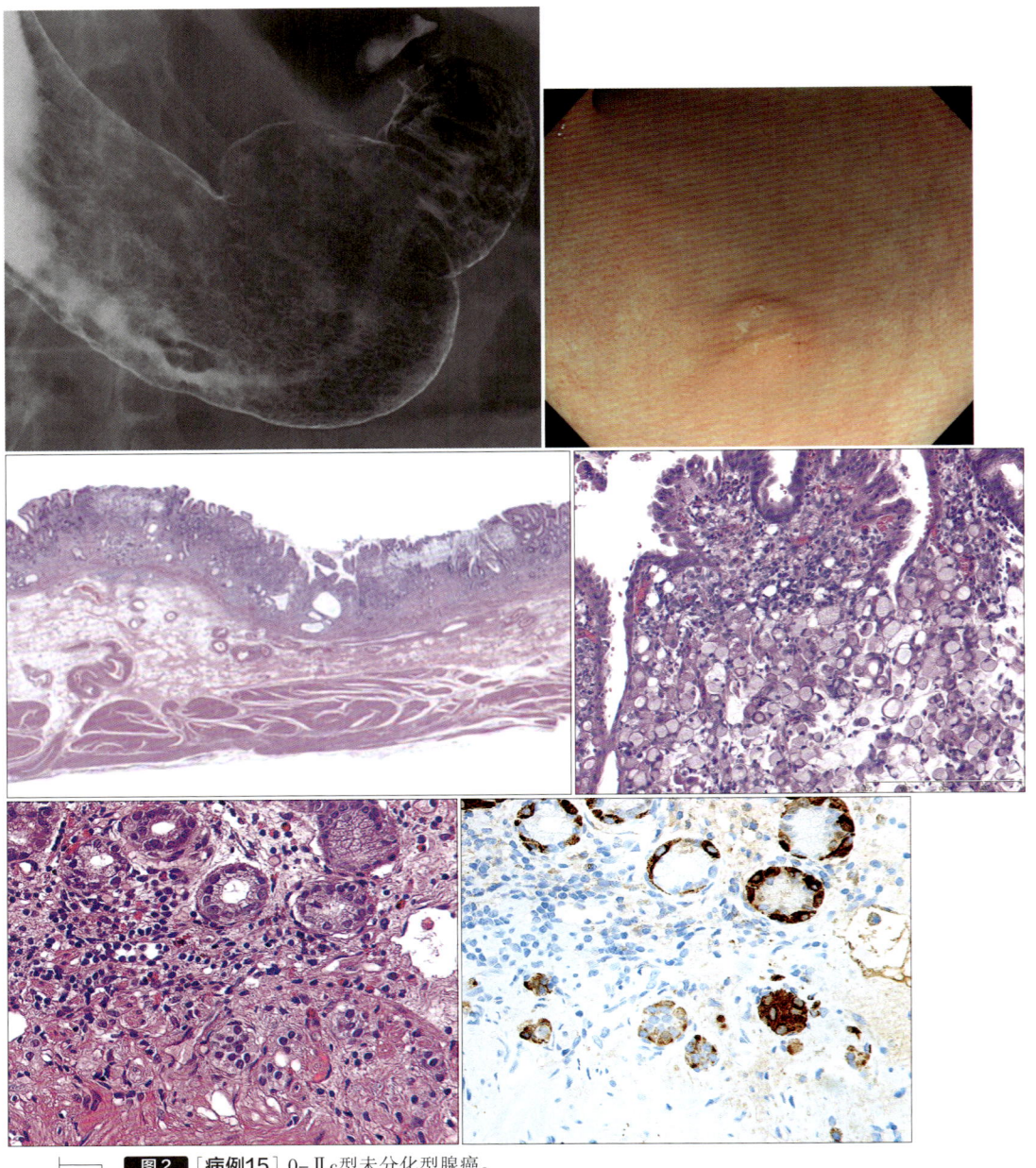

a	b
c	d
e	f

图2 [病例15] 0-Ⅱc型未分化型腺癌。
a 胃X线造影像。腹卧位第1斜位双重造影像。胃体部大弯的皱襞消失,多边形-微小颗粒状的胃小区混杂存在。
b 内镜像。在胃体下部大弯处见有不规则形的凹陷性病变。
c~f 组织病理学表现。幽门侧胃切除标本。为肿瘤长径6mm的止于黏膜内的早期胃癌(**c**)。以印戒细胞癌为主体,但一部分混杂有黏液癌(**d**)。在背景黏膜上见有ECM(**e**)。背景黏膜的嗜铬粒蛋白A(chromogranin A)染色(**f**)。

无法分类型有1个病变。

未分化型腺癌3个病变的发生部位为M区2个病变,L区1个病变;和分化型腺癌一样,都是早期胃癌(M癌1个病变,SM癌2个病变);肉眼分型为0-Ⅱc型2个病变,0-Ⅰ型1个病变;肿瘤长径平均为18.7mm(6~30mm),主要组

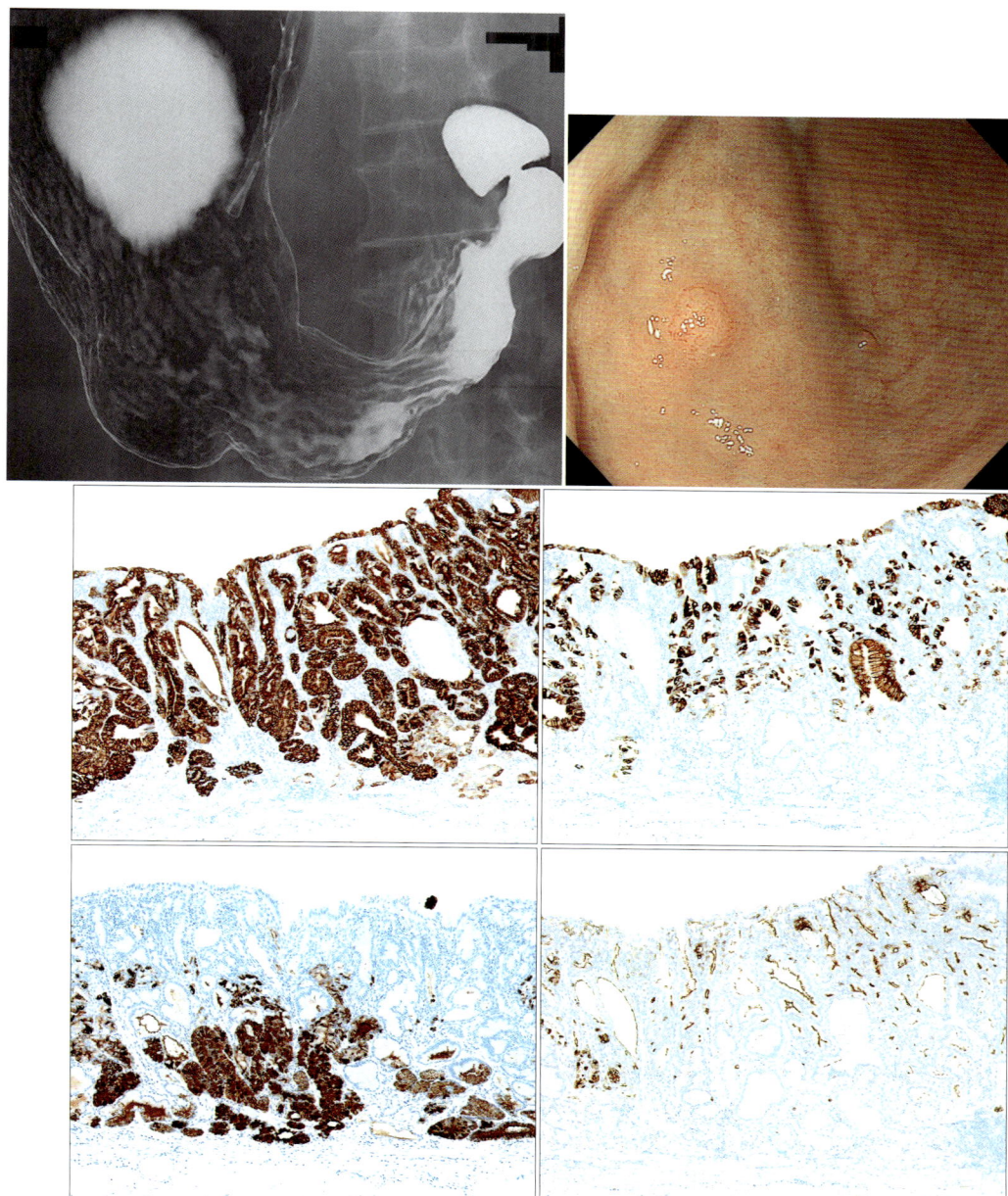

a	b
c	d
e	f

图3 [病例14] 0-Ⅱa型胃底腺黏膜型胃癌。

a 胃X线造影像。仰卧位第1斜位双重造影像。胃体部的胃小区模糊化,一部分呈磨玻璃样表现,胃体部大弯的皱襞消失。

b 内镜像。在高度萎缩的胃体下部大弯前壁,见有伴血管透见征的褪色的平坦隆起性病变。

c~f 组织病理学表现。ESD切除标本。肿瘤为6 mm大小的胃底腺黏膜型胃癌。

c 癌组织的MUC6免疫染色在大部分呈阳性。

d 癌组织的MUC5AC免疫染色在表层和肿瘤内部呈阳性。

e 癌组织的胃蛋白酶原Ⅰ(pepsinogen Ⅰ)免疫染色呈阳性。

f 癌组织的CD10免疫染色呈轻度阳性。

[转载自"八板弘樹,他. A型胃炎に合併した胃底腺粘膜型胃癌の1例. 胃と腸 52: 1366-1374, 2017"]

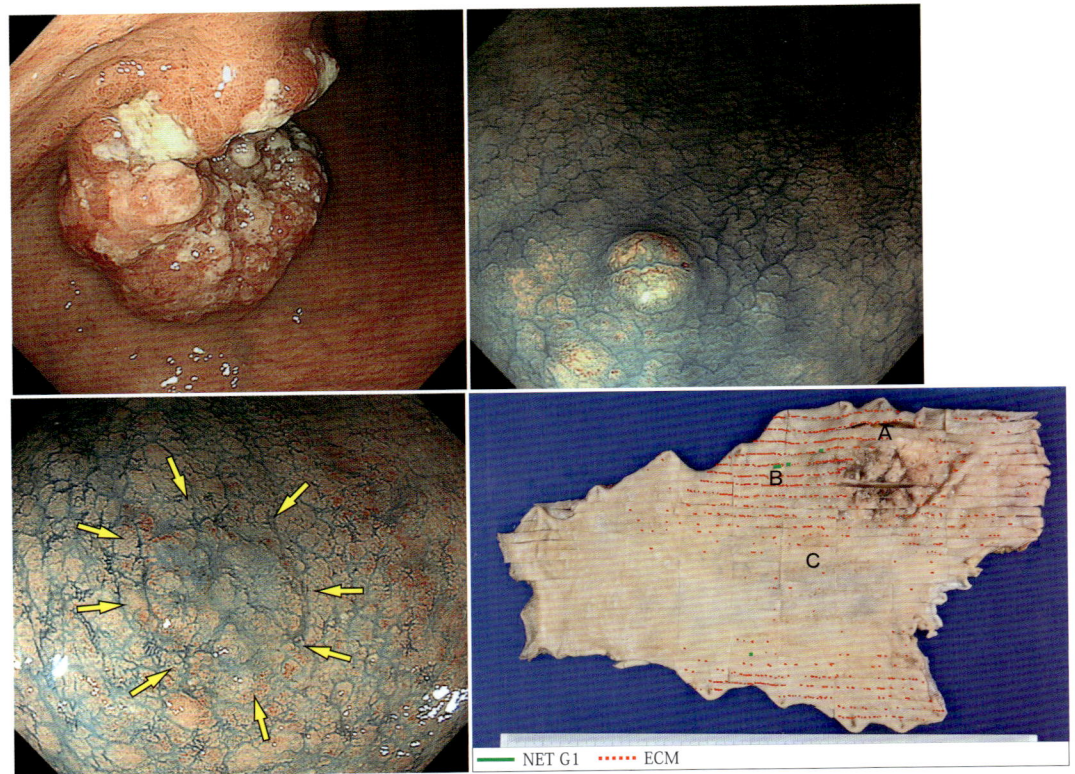

a	b
c	d

图4 [病例20] 2型SCC和腺癌并存病例。

a～c 内镜像。在胃体上部-胃穹隆部前壁见有不规则形的溃疡性病变（a）。在胃体中部大弯处见有伴血管透见征的黄色的小隆起（b）。在胃体中部小弯处见有不规则形的凹陷性病变（c，黄色箭头所指）。

d 胃全摘全切标本。胃上部的溃疡性病变为SCC（A），胃体中部大弯处的黄色小隆起为NET G1（B），胃体中部小弯处的凹陷性病变为止于黏膜内的高分化型腺癌（C）。此外还存在多个NET G1，在胃体部大弯-前后壁上ECM多发（d，用绿色线表记NET G1，用红色虚线表记ECM）。

织类型中2个病变为印戒细胞癌（**病例15，图2**），1个病变为低分化型腺癌；黏液表型为混合型2个病变，胃型1个病变。

胃底腺型胃癌的3个病变是发生于U/M区的褪色的平坦隆起性病变，在表面伴有血管透见征。2个病变是被正常上皮所覆盖的胃底腺型胃癌（狭义），1个病变是MUC5AC阳性的癌露出于表层的胃底腺黏膜型胃癌（**病例14，图3**）。胃底腺型胃癌的2个病变在同一病例中同时并存。在胃底腺黏膜型胃癌呈轻度CD10阳性，呈胃型为主的混合型黏液表型。另外，SCC的1个病变是发生于U区的晚期胃癌，未发现腺癌的成分（**病例20，图4**）。在同一病例中发现SCC和腺癌、神经内分泌肿瘤（neuroendocrine tumor, NET）G1的多发，但在其他病例中没有发现NET G1的并存。

4. 与胃癌非合并病例55例的比较

胃癌合并病例20例和非合并病例55例的临床表现的比较如**表1**所示。关于平均年龄、男女比例、血清胃泌素值、合并恶性贫血病例的比例，两组之间未见显著性差异。另外，当基于内镜表现和活检比较并存的胃病变时，癌合并病例与癌非合并病例相比，见有合并胃增生性息肉较多的趋势；关于黄色瘤和腺瘤、NET的合并情况，在两组之间未见显著性差异（**表4**）。当根据基于内镜下活检组织的背景胃黏膜的组织病理学表现比较癌合并病例与癌非合并病例时，胃体部的单核细胞浸润和萎缩

表4 在胃癌合并病例和胃癌非合并病例的并存胃病变的比较

	癌合并病例（$n=20$）	癌非合并病例（$n=55$）	P值
黄色瘤	12（60.0%）	25（45.5%）	n.s.
增生性息肉	11（55.0%）	18（32.7%）	0.0799
腺瘤	2（10.0%）	7（12.7%）	n.s.
NET	1（5.0%）	3（5.5%）	n.s.

NET：neuroendocrine tumor，神经内分泌肿瘤；n.s.：not significant，无显著性意义。

表5 胃癌合并病例和胃癌非合并病例的背景胃黏膜的组织病理学表现的比较（基于updated Sydney system的评估）

	癌合并病例（$n=20$）	癌非合并病例（$n=55$）	P值
胃窦部大弯			
中性粒细胞浸润	0.14	0.22	n.s.
单核细胞浸润	0.86	0.93	n.s.
萎缩	1.19	1.04	n.s.
肠上皮化生	0.57	0.40	n.s.
胃体部大弯			
中性粒细胞浸润	0.33	0.33	n.s.
单核细胞浸润	1.05	1.31	0.0957
萎缩	2.38	2.02	0.0798
肠上皮化生	1.10	1.11	n.s.

n.s.：not significant，无显著性意义

表6 包括笔者等经历的A型胃炎合并胃癌病例在内的日本报道病例（50例55病变）

年龄中值	70岁	组织分型	
性别（男：女）	29：21	分化型腺癌	42
占据部位		胃底腺型胃癌	3
U：M：L	13：23：15	未分化型腺癌	6
不明	4	扁平上皮癌	1
肉眼分型		不明	3
早期；0-I：0-IIa：0-IIb：0-IIc	11：23：3：12	合并恶性贫血	30（60.0%）
晚期；1型：2型：3型	1：2：2	合并NET	8（16.0%）
不明	1		

NET：neuroendocrine tumor，神经内分泌肿瘤。

程度见有较严重的趋势（**表5**）。

讨论

A型胃炎被认为是胃癌发生的温床之一。A型胃炎的胃癌的发生率为1%~3%。在瑞典的队列研究中，追踪调查了恶性贫血患者4517人，平均5.9年，有102人发生了胃癌，与健康者相比胃癌发生的风险是3~5倍；在最近的Meta分析研究中报道为6.6倍。作为其风险因素，可举出有：①恶性贫血的合并；②高度的萎缩性变化；③肠上皮化生的存在；④A型胃炎的长期患病；⑤50岁以上等。其中无论哪一种都是见于A型胃炎晚期的特征，可以说胃癌发生也是A型胃炎的晚期并发症之一。

在 A 型胃炎患者可看到的胃癌多见于高度萎缩的胃体部，肉眼分型多为隆起型，组织类型多为高分化型腺癌，浸润深度多为黏膜内癌。通过《医学中央杂志》以"A 型胃炎（自身免疫性胃炎）"和"胃癌""恶性贫血"和"胃癌"为关键词进行检索的结果，包括笔者等经历的病例在内的 50 例（55 个病变）的特征如**表 6**所示。年龄的中值为 70 岁；男性 29 例，女性 21 例，男性较多。肿瘤发生部位多见于 U/M 区，肉眼分型多为隆起型，组织类型多为分化型腺癌；15 个病变（27.3%）发生于 L 区。其中晚期癌为 5 个病变（9.1%），大部分为早期胃癌。发现有 30 例（60.0%）合并恶性贫血。另外，在 8 例（16.0%）中发现胃 NET 的并存。

另一方面，据报道，A 型胃炎的胃增生性息肉中也有胃癌发生。Zhang 等报道，合并于 A 型胃炎的胃增生性息肉与在其他疾病中可看到的增生性息肉相比，具有体积大、呈有蒂-亚蒂的形态、在胃窦部少、多发的趋势，组织病理学上也有必要作为癌前病变看待。在 A 型胃炎的晚期，约 20% 的病例可见有胃增生性息肉，因此有必要注意胃增生性息肉的癌变。

关于 A 型胃炎的胃癌发病的机制，虽然认为有由于无酸而产氮菌增殖产生的亚硝胺等致癌性含氮化合物以及高胃泌素血症引起的胃底腺营养作用（trophic action）等，但现在还不清楚明确的机制。另外，有人指出，幽门螺杆菌感染有可能成为 A 型胃炎的胃癌发病的危险因素，但有时在 A 型胃炎也很难证明幽门螺杆菌感染，关于其相关性还有很多不清楚之处。

作为 A 型胃炎患者幽门螺杆菌感染诊断困难的原因，可举出以下几点：①幽门螺杆菌感染没有引起胃体部黏膜萎缩；②胃窦部萎缩难以判断的情况；③有可能因伴于高度萎缩的无酸状态而幽门螺杆菌以外的具有脲酶活性的种种细菌在胃内栖息，UBT 降低而呈阳性的情况等。在本文中，将镜检法或便中抗原呈阳性的病例作为现症感染，将血清幽门螺杆菌抗体在 3～10 U/mL 和其他的感染诊断方法有 2 项以上为阴性的病例判断为曾感染时，20 例中 3 例（15.0%）为现症感染，4 例（20.0%）为曾感染。关于除此以外的 13 例（65.0%）的感染状态，我们认为不能明确地判断。

而且，据报道幽门螺杆菌感染也可能与 A 型胃炎发病有关。在 A 型胃炎，发生对于胃壁细胞的 H^+/K^+-ATPase 的自身免疫反应，壁细胞被破坏，但已判明当幽门螺杆菌感染时，H^+/K^+-ATPase 抗体高概率呈阳性。另一方面，在动物实验水平上，也有幽门螺杆菌感染对 A 型胃炎有抑制作用这种相反的报道，希望能进一步阐明幽门螺杆菌感染和 A 型胃炎的发病及胃癌发生之间的相关性。

在本科室诊断为 A 型胃炎的 95 例中，合并胃癌的有 20 例（21.1%）23 个病变。在笔者等经历的 A 型胃炎病例中之所以胃癌的合并率高，认为是由于初期的自身免疫性胃炎病例少，以恶性贫血和胃体部的高度萎缩为契机被诊断的病例占大部分的缘故。为此，笔者等经历的 20 例的平均年龄为 76.6 岁，属高龄；其中 7 例（35.0%）见有恶性贫血的合并。此外，胃癌 23 个病变的大部分是发生于胃体部的隆起型高分化型腺癌，除 1 个病变为 SCC 以外，其余 22 个病变全都是早期胃癌。这样，虽然笔者等经历的病例也具有与已有报道同样的临床病理学特征，但尽管背景胃黏膜为高度萎缩，腺癌的半数以上具有胃型黏液表型；23 病变中 3 个病变为胃底腺型胃癌，1 个病变为 SCC，这些结果很令人感兴趣。但是，在笔者等经历的病例中没有发现胃增生性息肉的癌变。另外，在笔者等经历的胃癌合并病例和胃癌非合并病例的比较研究中，在胃癌合并病例具有胃增生性息肉的合并多、胃体部黏膜的组织病理学的慢性炎性细胞浸润和萎缩的程度严重的趋势，与胃癌非合并病例相比，具有 A 型胃炎晚期的特征。

近年来，也有报道，恶性贫血患者与健康者比较，除合并胃癌和胃 NET 以外，合并扁桃体癌和喉癌、食管 SCC、小肠癌等的风险较高。

为了阐明 A 型胃炎的病态和癌发生的机制，今后还希望读者进行病例的积累和在多数病例的研究。

结语

在本文中，对 A 型胃炎合并胃癌的临床病理学表现进行了回顾性研究。合并于 A 型胃炎的胃癌多见于 A 型胃炎的晚期，其大多数为发生于高度萎缩的胃体部的隆起型高分化型腺癌，半数以上具有胃型黏液表型，还见有胃底腺型胃癌和 SCC 等。A 型胃炎的胃癌发生机制与幽门螺杆菌之间的关系等尚有很多不清楚的地方，认为今后也有必要进行基于病例积累的进一步的研究。

参考文献

[1] 日本胃癌学会（編）. 胃癌取扱い規約. 15版. 金原出版, 2017
[2] 八尾隆史, 桃島章, 上月俊夫, 他. 胃型分化型腺癌. 新しい抗体を用いた免疫染色による癌の形質判定. 胃と腸 34：477-485, 1999
[3] Dixon MF, Genta RM, Yardley JH, et al. Classification and grading of gastritis. The updated Sydney system. International Workshop on the Histopathology of Gastritis, Houston 1994. Am J Surg Pathol 20：1161-1181, 1996
[4] 八板弘樹, 蔵原晃一, 大城由美, 他. A型胃炎に合併した胃底腺粘膜型胃癌の1例. 胃と腸 52：1366-1374, 2017
[5] Kokkola A, Sjöblom SM, Haapininen R, et al. The risk of gastric carcinoma and carcinoid tumors in patients with pernicious anaemia. A prospective follow-up study. Scand J Gastroenterol 33：88-92, 1998
[6] Hsing AW, Hanson LE, Mclughlin JK, et al. Pernicious anemia and subsequent cancer. A population-based cohort study. Cancer 71：745-750, 1993
[7] Fenoglio-Preiser CM. Autoimmune gastritis. In Gastrointestinal Pathology, 3rd ed. Lippincott Williams and Wilkins, Philadelphia, p188, 2008
[8] Vannella L, Lahner E, Osborn J, et al. Systematic review：Gastric cancer incidence in pernicious anaemia. Aliment Pharmacol Ther 37：375-382, 2013
[9] Vannella L, Lahner E, Annibale B. Risk for gastric neoplasias in patients with chronic atrophic gastritis：a critical reappraisal. World J Gastroenterol 18：1279-1285, 2012
[10] Sjöblom SM, Sipponen P, Jarvinen H. Gastroscopic follow up of pernicious anaemia patients. Gut 34：28-32, 1993
[11] Vannella L, Lahner E, Osborn J, et al. Risk for progression to gastric neoplastic lesions in patients with atrophic gastritis. Aliment Pharmacol Ther 31：1042-1050, 2010
[12] 永原靖浩, 田中彰一, 小坂恒徳, 他. A型胃炎の臨床的検討―胃腫瘍性病変, 悪性貧血, H. pylori 感染との関連について. 医療 55：538-542, 2001
[13] 藤澤貴玖, 高田政文, 西澤昭彦, 他. A型胃炎を背景にカルチノイドと早期胃癌を合併した1例. 胃と腸 48：1799-1809, 2013
[14] Yamanaka K, Miyatani H, Yoshida Y, et al. Malignant transformation of a gastric hyperplastic polyp in a context of Helicobacter pylori-negative autoimmune gastritis：a case report. BMC gastroenterol 16：130, 2016
[15] Zhang H, Nie X, Song Z, et al. Hyperplastic polyps arising in autoimmune metaplastic atrophic gastritis patients：is this a distinct clinicopathological entity?. Scand J Gastroenterol 53：1186-1193, 2018
[16] Furuta T, Baba S, Yamade M, et al. High incidence of autoimmune gastritis in patients misdiagnosed with two or more failures of H. pylori eradication. Aliment Pharmacol Ther 48：370-377, 2018
[17] O'Connor HJ, Axon AT, Dixon MF. Campylobacter-like organisms unusual in type A（pernicious anaemia）gastritis. Lancet 2：1091, 1984
[18] Gonzalez JD, Sancho FJ, Sainz S. Campylobacter pylori and pernicious anaemia. Lancet 1：57, 1998
[19] Fong TL, Dooley CP, Dehesa M, et al. Helicobacter pylori infection in pernicious anemia：a prospective controlled study. Gastroenterology 100：328-332, 1991
[20] Claeys D, Faller G, Appelmelk BJ, et al. The gastric H^+, K^+-ATPase is a major autoantigen in chronic Helicobacter pylori gastritis with body mucosa atrophy. Gastroenterology 115：340-347, 1998
[21] Okazaki K, Ohana M, Oshima C, et al. Interaction of Helicobacter pylori induced-follicular gastritis and autoimmune gastritis in BALB/c mice with post-thymectomy autoimmune gastritis. J Gastroenterol 38：1131-1137, 2003
[22] Murphy G, Dawsey SM, Engels EA, et al. Cancer risk after pernicious anemia in the US population. Clin Gastroenterol Hepatol 13：2282-2289, 2015

Summary

Clinicopathological Features of Gastric Cancer in Patients with Autoimmune Gastritis

Hiroki Yaita[1], Koichi Kurahara,
Yumi Oshiro[2], Shyohei Uraoka[1],
Takashi Hirata, Yuichiro Yoshida,
Hiroshi Wachi, Hitomi Matsuba,
Takashi Yao[3]

In order to clarify the clinicopathological features of 23 gastric cancers in 20 patients with autoimmune gastritis, we retrospectively investigated 95 patients with autoimmune gastritis for 12 years. Most subjects had differentiated adenocarcinoma of the elevated type in the gastric corpus. Twenty-two lesions except SCC were early gastric cancers. More than half the lesions had gastric type of mucus phenotype. Among 23 lesions, three were gastric adenocarcinoma of the fundic gland type, and one lesion was SCC. Patients with gastric cancers tended to have more gastric hyperplastic polyps and stronger degree of chronic inflammation and atrophy of the gastric corpus.

---

[1] Division of Gastroenterology, Matsuyama Red-cross Hospital, Matsuyama, Japan
[2] Department of Pathology, Matsuyama Red-cross Hospital, Matsuyama, Japan
[3] Department of Human Pathology, Juntendo University, School of Medicine, Tokyo

札记

A 型胃炎的最新见解

自身免疫性胃炎和幽门螺杆菌感染及其与除菌之间的关系

古田 隆久 [1]
山出 美穗子 [2]
鱼谷 贵洋
镜 卓马
樋口 友洋
铃木 崇弘

摘要●在自身免疫性胃炎中，有与幽门螺杆菌感染相关的情况和不相关的情况，在两者之间见有在胃体部和胃窦部的萎缩以及慢性炎症性变化上的差异。无论哪种情况，胃酸分泌都显著降低，除幽门螺杆菌以外的细菌可以在胃内栖息，其中也有具有脲酶活性的细菌，^{13}C-尿素呼气试验（^{13}C-UBT）呈阳性。由于在幽门螺杆菌感染性胃炎除菌后胃酸分泌改善，幽门螺杆菌以外的细菌很难栖息；但在自身免疫性胃炎胃酸分泌依然低下，脲酶活性阳性细菌可以继续栖息，而由于^{13}C-UBT的阳性继续，被判断为除菌失败，除菌疗法被反复进行，即形成一种所谓的"泥沼除菌"状态，需要注意。另外，在幽门螺杆菌感染诊断中使用^{13}C-UBT的情况下，本来是幽门螺杆菌未感染也被判断为幽门螺杆菌阳性，容易陷入"泥沼除菌"状态。

■ **关键词** 自身免疫性胃炎 泥沼除菌 幽门螺杆菌

[1] 浜松医科大学医学部附属病院临床研究管理センター
〒431-3192 浜松市東区半田山 1 丁目 20-1 E-mail：furuta@hama-med.ac.jp
[2] 同 第一内科

前言

自身免疫性胃炎（autoimmune gastritis, AIG）虽然是胃的慢性炎症性疾病，但因为自身免疫的目标是壁细胞，在壁细胞之后主细胞丧失，导致胃体部黏膜明显萎缩，Strickland 和 Mackay 将其命名为 A 型胃炎。这与被称为 B 型胃炎的由幽门螺杆菌（*Helicobacter pylori, H. pylori*）感染引起的萎缩性胃炎从胃窦部黏膜开始萎缩的情况不同。但是，在实际临床上，AIG 患者中也有伴有幽门螺杆菌感染的情况（A+B 型胃炎），这时在胃窦部也可以观察到胃炎的表现。在 AIG 的成因中，就如所说的甲状腺胃综合征（thyrogastric syndrome）那样，有多腺性自身免疫综合征的一部分的情况，也有在感染幽门螺杆菌后获得对壁细胞的自身免疫应答的情况，而后者在胃窦部也见有胃炎表现。另外，AIG 的无酸状态得以使幽门螺杆菌以外的细菌栖息于胃内，也有通过脲酶活性阳性的细菌使 ^{13}C-尿素呼气试验（^{13}C urea breath test, ^{13}C-UBT）的结果变为阳性，即使幽门螺杆菌未感染也被判断为阳性的情况，常常在实际临床中引起混乱。

AIG 的成因

AIG 的成因尚未被完全阐明。也就是说，与其他自身免疫性疾病一样，究竟如何产生对于质子泵和内因子的自身抗体这一问题尚不清楚。

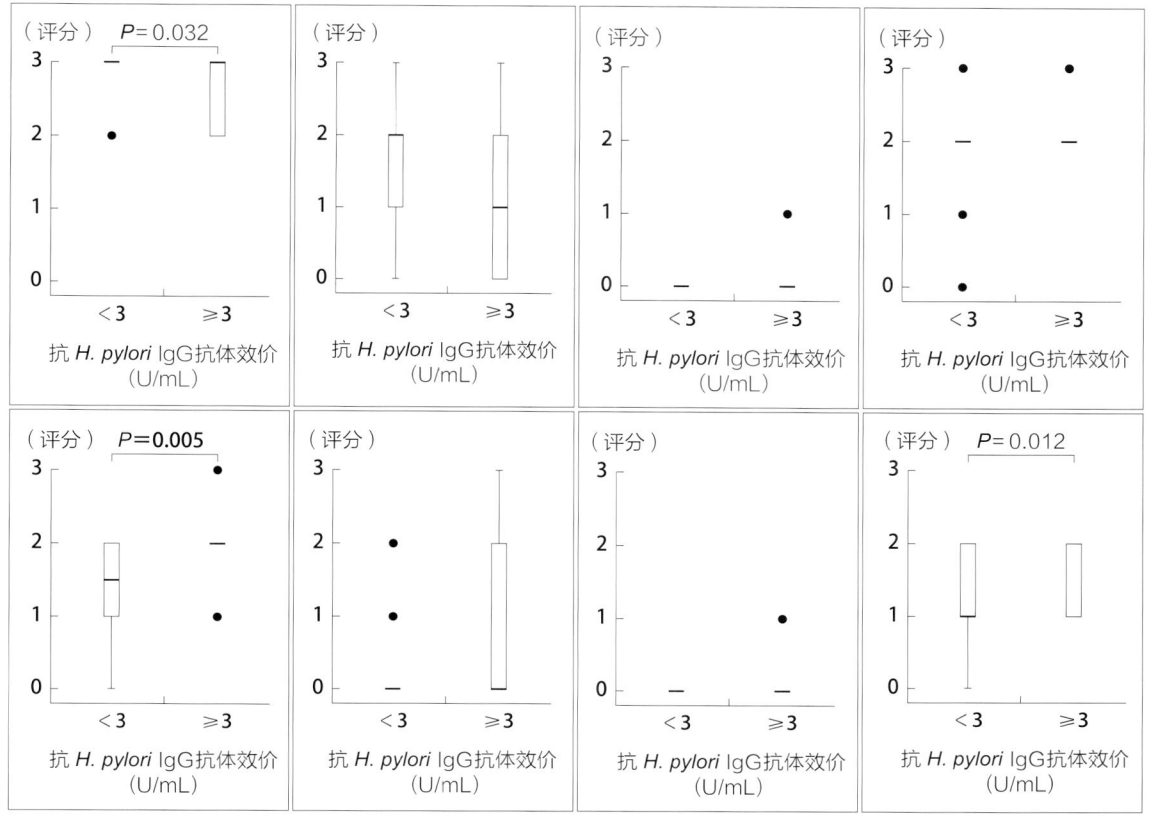

图1 根据updated sydney system将胃体部大弯胃黏膜的萎缩（a）、肠上皮化生（b）、急性炎症（c）、慢性炎症（d）的评分以及胃窦部大弯胃黏膜的萎缩（e）、肠上皮化生（f）、急性炎症（g）、慢性炎症（h）的评分分为抗幽门螺杆菌IgG抗体效价（U/mL）3以上和小于3两组进行了比较研究。胃体部萎缩以幽门螺杆菌抗体效价小于3组的患者比较严重，而胃窦部的萎缩和慢性炎症性变化在抗体效价在3以上组的患者比较严重。
〔转载自 "Furuta T, et al. High incidence of autoimmune gastritis in patients misdiagnosed with two or more failures of H. pylori eradication. Aliment Pharmacol Ther 48：370-377, 2018"〕

Field等报道，在小鼠模型中，可以通过摘除胸腺诱导自身抗体的产生和制作AIG模型。另外，有报道指出，就如所说的甲状腺胃综合征那样，AIG多与桥本病和Basedow病这类的自身免疫性甲状腺疾病合并。因此，认为其可被分类为多腺性自身免疫综合征（polyglandular autoimmune syndrome, PAS）的Ⅲb型，是由原因不明的自身免疫机制引起的疾病。

另一方面，作为由幽门螺杆菌感染诱导的疾病，当通过幽门螺杆菌引起胃体部胃炎时，质子泵是作为自身抗原被识别的。这种情况下，是幽门螺杆菌的感染在先，在胃窦部也见有萎缩性变化。

通过前者的自身免疫机制产生抗壁细胞抗体的病例，是由于对胃体部的壁细胞的自身免疫机制所引起的，在胃窦部没有胃炎。但是，即使在这种情况下，也有可能合并幽门螺杆菌感染，这时在胃窦部也会见有胃炎的表现。但是，也有报道，在以恶性贫血为对象的研究中，AIG患者的幽门螺杆菌感染率低，说明幽门螺杆菌难以感染由其他因素引起的炎症黏膜。

因抗幽门螺杆菌IgG抗体阳性或阴性的不同而引起的AIG的不同

将AIG病例的胃体部大弯及胃窦部大弯的胃黏膜组织根据抗幽门螺杆菌IgG抗体效价（U/mL）分为两组：小于3的为幽门螺杆菌无关（幽门螺杆菌未感染）组，3以上的为幽门螺杆菌相

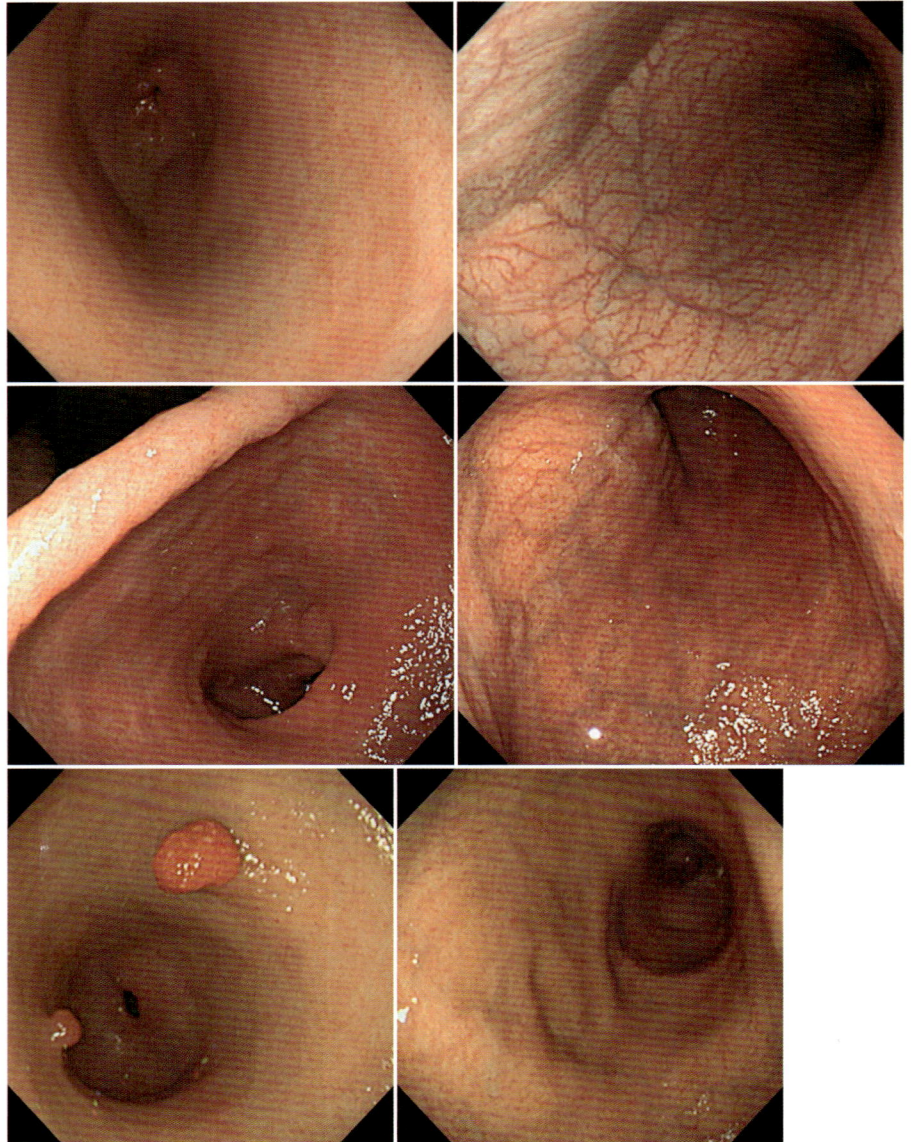

a	b
c	d
e	f

图2 幽门螺杆菌感染的参与和AIG病例的内镜表现。

a，b 30多岁，女性。以3次除菌为目的被介绍来就诊。在胃窦部（a）未见异常，但在胃体部（b）见有广泛的萎缩性变化。抗壁细胞抗体80倍，PGⅠ 2.7 ng/mL，PGⅡ 10.4 ng/mL，PGⅠ/Ⅱ 0.3，胃泌素3000 pg/mL，抗甲状腺球蛋白（thyroglobulin）抗体58 IU/mL，抗TPO抗体204 IU/mL，无幽门螺杆菌的参与，判断为PASⅢb。

c，d 70多岁，男性。以3次除菌为目的被介绍来就诊。在胃窦部（c）见有萎缩、增生性变化，在胃体部（d）见有广泛的萎缩性变化。抗壁细胞抗体80倍，PGⅠ 14.4 ng/mL，PGⅡ 12.2 ng/mL，PGⅠ/Ⅱ 1.2，IgG 4.0 U/mL，胃泌素1300 pg/mL，抗微粒体（microsome）抗体呈阴性，抗甲状腺（thyroid）抗体呈阴性，抗甲状腺球蛋白抗体< 10 IU/mL，判断为不是PAS，幽门螺杆菌感染参与了。

e，f 70多岁，女性。以3次除菌为目的被介绍来就诊。在胃窦部（e）见有萎缩、增生性息肉，在胃体部（f）见有广泛的萎缩性变化。抗壁细胞抗体80倍，PGⅠ 6.7 ng/mL，PGⅡ 16.1 ng/mL，PGⅠ/Ⅱ 0.4，胃泌素5000 pg/mL，抗幽门螺杆菌IgG抗体9.0 U/mL，抗甲状腺抗体1600倍，抗微粒体抗体400倍，抗甲状腺球蛋白抗体948 IU/mL，抗TPO抗体45 IU/mL，判断是PASⅢb加上幽门螺杆菌感染。

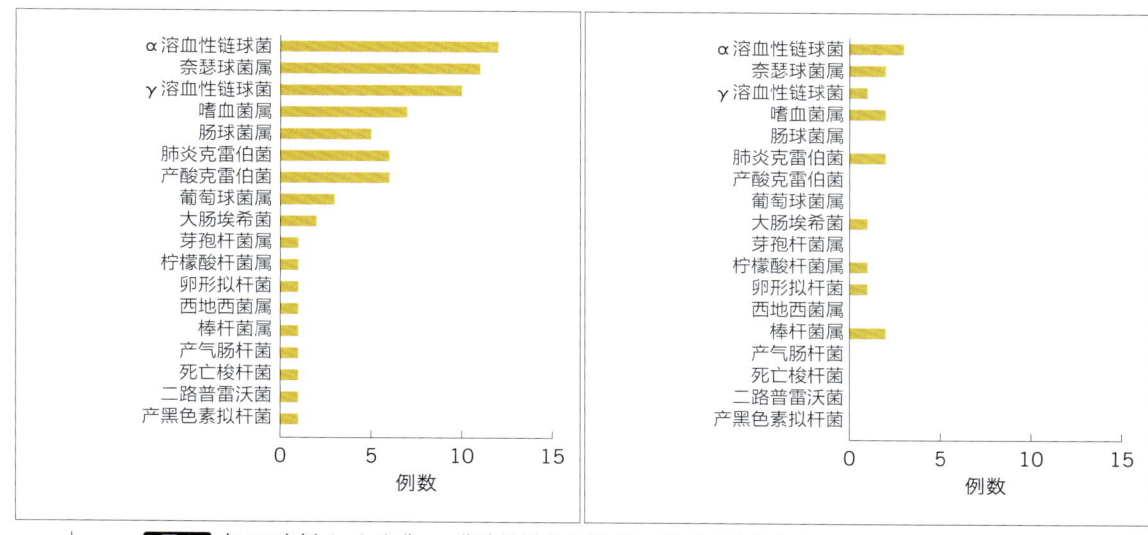

图3 在AIG病例（a）和非AIG萎缩性胃炎病例（b）除菌后培养分离鉴定出的非幽门螺杆菌细菌。在AIG病例中，培养鉴定出了多种具有脲酶活性的非幽门螺杆菌细菌。
〔转载自"Furuta T, et al. High incidence of autoimmune gastritis in patients misdiagnosed with two or more failures of H. pylori eradication. Aliment Pharmacol Ther 48：370-377, 2018"，一部分有改编〕

关（现症感染或曾感染）组。据报道，当根据 updated Sydney system 比较两组时，在胃体部大弯，幽门螺杆菌无关组的萎缩得分高；相反，在胃窦部，幽门螺杆菌相关组的萎缩得分和慢性炎症得分高（**图1**）。笔者认为，在幽门螺杆菌无关组，像 PAS Ⅲ b 那样，从幼儿期开始就有抗壁细胞抗体引起的损伤，呈现出高度的萎缩；另一方面，在幽门螺杆菌相关组，由于幽门螺杆菌感染从胃窦部开始，所以在胃窦部残留有胃炎的表现。抗壁细胞抗体也并不是出生后就马上存在的，可以推测，当与 PAS Ⅲ b 相比时胃体部的萎缩也是在缓慢进展的。

关于上消化道内镜表现，在幽门螺杆菌无关组，大多数情况下胃窦部大致正常；但在幽门螺杆菌相关组，大多可观察到黄色瘤或增生变化等幽门螺杆菌感染性胃炎的表现。**图2**显示了幽门螺杆菌未感染的 AIG（**图2a，b**）和幽门螺杆菌相关的 AIG（**图2c~f**）的内镜表现。

AIG患者胃内的非幽门螺杆菌细菌的存在

在 AIG 患者的胃内为无酸状态，由于失去了胃酸所致的杀菌作用，幽门螺杆菌以外的其他细菌能够栖息，其中有虽然不是幽门螺杆菌，但具有脲酶活性的细菌。Osaki 等报道，在 ^{13}C-UBT 阳性、幽门螺杆菌阴性的 4 例中感染有幽门螺杆菌以外的脲酶活性阳性的细菌。Brandi 等报道，在胃酸分泌减少的情况下，在胃内可以检出除幽门螺杆菌以外的细菌，其中有具脲酶活性的细菌。另一方面，在胃酸分泌正常的情况下，没有发现这样的细菌。在这些报道的病例中，虽然不清楚是否包含有胃酸分泌减少的 AIG 病例，但可以认为，在胃酸分泌明显减少的 AIG 患者，胃内可以存在除幽门螺杆菌以外的脲酶阳性细菌。也有报道，在幽门螺杆菌阴性的 AIG 患者的 ^{13}C-UBT 的平均值为 5.4 △‰。

笔者等对接受除菌疗法的 AIG 病例和同样接受除菌疗法的与 AIG 病例具有同等程度的萎缩扩大的非 AIG 病例，尝试进行了幽门螺杆菌以外的细菌的培养鉴定。结果，在 AIG 病例的 94.3%（33/35）中培养鉴定出了幽门螺杆菌以外的细菌；而在非 AIG 病例的阳性率为 11.5%（3/32）。培养鉴定的菌种的直方图如**图3**所示。主要的

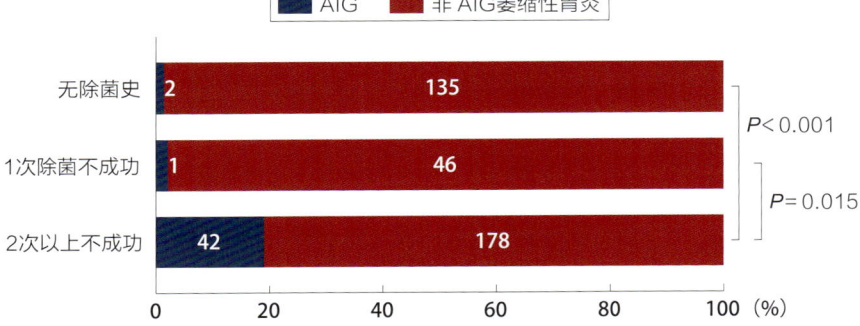

图4 幽门螺杆菌的除菌史和AIG的发生率。在被判断为2次以上幽门螺杆菌除菌失败而介绍来就诊的病例中,见有许多AIG病例。
[根据 "Furuta T, et al. High incidence of autoimmune gastritis in patients misdiagnosed with two or more failures of *H. pylori* eradication. Aliment Pharmacol Ther 48:370–377, 2018" 的数据作图]

是 α 链球菌（*α-Streptococcus*）、γ 链球菌（*γ-Streptococcus*）、嗜血菌属（*Haemophilus*）、肠球菌属（*Enterococcus*）、奈瑟球菌属（*Neisseria*）、肺炎克雷白菌（*Klebsiella pneumoniae*）、催产克雷白杆菌（*Klebsiella oxytoca*）、大肠埃希菌 B（*Escherichia coli B*），培养鉴定的绝大部分细菌见有脲酶活性。

幽门螺杆菌除菌后，由于胃酸分泌恢复，幽门螺杆菌以外的细菌的栖息变得困难，但在AIG病例，因胃酸分泌一直处于减少状态，很多细菌变得可以栖息于胃内。

被误认为幽门螺杆菌除菌困难病例的AIG——"泥沼除菌"的本质

现在在日本，在内镜下发现胃炎的情况下，进行幽门螺杆菌的感染诊断，如果是阳性的话，甚至连除菌疗法也可以适用医疗保险治疗条款。在幽门螺杆菌的感染诊断和除菌判定中，经常使用 ^{13}C-UBT。这是因为该试验是非侵袭性的，而且灵敏度、特异性良好。不过，在 AIG 的情况下，该检查有时成为幽门螺杆菌感染误诊的原因。

笔者等曾报道，在接受专门门诊诊查的连续 404 例中，因 ^{13}C-UBT 阳性而被判断为幽门螺杆菌 2 次除菌失败的 220 例中，有 42 例被发现是 AIG 病例；而在未实施除菌疗法的 137 例中只有 2 例、在 1 次除菌失败的 47 例中只有 1 例被发现是 AIG 病例（图4）。

以现在日本的标准疗法，经过 1 次除菌、2 次除菌仍未成功除菌的病例极少。在感染了幽门螺杆菌的 AIG 患者，即使经过 1 次除菌、2 次除菌后幽门螺杆菌变为阴性，由于无酸，UBT 也会持续呈现低值阳性，很容易陷入被判断为除菌失败的所谓的"泥沼除菌"（endless eradication）状态。同样，在幽门螺杆菌未感染的 AIG 患者，由于即使抗幽门螺杆菌 IgG 抗体为阴性，如果施行 ^{13}C-UBT 也会呈阳性，因此判断为幽门螺杆菌现症感染而施行除菌疗法。在这种情况下，也会以同样的理由陷入反复进行除菌疗法的"泥沼除菌"状态。也就是说，胃内的脲酶阳性细菌是来源于口腔内和肠内菌丛，即使暂时受到除菌疗法的影响，但在除菌判定时已经恢复，从那里向胃内的细菌的供给不会变得没有。

结语

关于 AIG 和幽门螺杆菌感染之间的关系，结合笔者等经历的病例进行了文献性的考察分析。在 AIG 患者中既有与幽门螺杆菌感染相关的也有无关的，在胃体部的萎缩和胃窦部的慢性炎症表现上可见有差异。在 AIG 的主要的肿瘤性病变中，可举出类癌和胃癌，但幽门螺杆菌相关性的有无是否会对肿瘤性变化的差异产生影响尚不清楚。另外，虽然讲到了在"泥沼除菌"病例中存在 AIG 患者，但对于幽门螺杆菌阳性 AIG 患者的幽门螺杆菌除菌对 AIG 的预后会产生怎样的影响尚未被完全阐明。为了进一步阐明幽门螺杆菌感染和 AIG 之间的关系，今后的临床数据的积累非常重要。

参考文献

[1] Strickland RG, Mackay IR. A reappraisal of the nature and significance of chronic atrophic gastritis. Am J Dig Dis 18:426-440, 1973

[2] Field J, Biondo MA, Murphy K, et al. Experimental autoimmune gastritis: mouse models of human organ-specific autoimmune disease. Int Rev Immunol 24:93-110, 2005

[3] Cellini M, Santaguida MG, Virili C, et al. Hashimoto's thyroiditis and autoimmune gastritis. Front Endocrinol (Lausanne) 8:92, 2017

[4] D'Elios MM, Amedei A, Benagiano M, et al. *Helicobacter pylori*, T cells and cytokines: the "dangerous liaisons". FEMS Immunol Med Microbiol 44:113-119, 2005

[5] D'Elios MM, Amedei A, Azzurri A, et al. Molecular specificity and functional properties of autoreactive T-cell response in human gastric autoimmunity. Int Rev Immunol 24:111-122, 2005

[6] Bergman MP, Vandenbroucke-Grauls CM, Appelmelk BJ, et al. The story so far: *Helicobacter pylori* and gastric autoimmunity. Int Rev Immunol 24:63-91, 2005

[7] Fong TL, Dooley CP, Dehesa M, et al. *Helicobacter pylori* infection in pernicious anemia: a prospective controlled study. Gastroenterology 100:328-332, 1991

[8] Furuta T, Baba S, Yamade M, et al. High incidence of autoimmune gastritis in patients misdiagnosed with two or more failures of *H. pylori* eradication. Aliment Pharmacol Ther 48:370-377, 2018

[9] Osaki T, Mabe K, Hanawa T, et al. Urease-positive bacteria in the stomach induce a false-positive reaction in a urea breath test for diagnosis of *Helicobacter pylori* infection. J Med Microbiol 57:814-819, 2008

[10] Brandi G, Biavati B, Calabrese C, et al. Urease-positive bacteria other than *Helicobacter pylori* in human gastric juice and mucosa. Am J Gastroenterol 101:1756-1761, 2006

[11] Brandi G, Pisi A, Biasco G, et al. Bacteria in biopsies of human hypochlorhydric stomach: a scanning electron microscopy study. Ultrastruct Pathol 20:203-209, 1996

[12] Furuta T, Baba S, Takashima M, et al. Effect of *Helicobacter pylori* infection on gastric juice pH. Scand J Gastroenterol 33:357-363, 1998

Summary

Relationship among Autoimmune Gastritis, *H. pylori* Infection and *H. pylori* Eradication

Takahisa Furuta[1], Mihoko Yamade[2], Takahiro Uotani, Takuma Kagami, Tomohiro Higuchi, Takahiro Suzuki

There are following two types of autoimmune gastritis (AIG): *H. pylori*-related AIG and *H. pylori*-unrelated AIG. These types of AIG significantly differ in terms of atrophy of the corpus callosum and chronic inflammation of the antrum. In both types of AIG, gastric acid secretion is remarkably impaired, allowing bacteria other than *H. pylori* to inhabit the stomach. Some of these bacteria have urease activity, leading to positive results of ^{13}C-UBT (^{13}C-urea breath test). Because gastric-acid secretion is improved after the eradication in cases of *H. pylori*-induced gastritis, bacteria other than *H. pylori* have difficulty colonizing the stomach. However, in cases of *H. pylori*-related AIG, gastric-acid secretion is not restored after the eradication of *H. pylori*, allowing urease-positive bacteria to inhabit the stomach after the eradication. Therefore, the results of ^{13}C-UBT remain positive and failure to eradicate *H. pylori* is diagnosed. This misdiagnosis leads to further eradication therapies or endless eradication (doronumajokin). In cases of *H. pylori*-unrelated AIG, the results of the ^{13}C-UBT are also positive because of the above-mentioned reasons, leading to doronumajokin.

---

[1] Center for Clinical Research, Hamamatsu University Hospital, Hamamatsu, Japan

[2] First Department of Medicine, Hamamatsu University Hospital, Hamamatsu, Japan

札记

胃癌风险分级检诊中的 A 型胃炎

寺尾 秀一[1]
北代 隼
织田 大介
大西 孝典
平田 祐一
孝桥 道敬
当铭 成友
田村 勇
宫地 英行
铃木 志保
西泽 明彦
山城 研三
冈部 纯弘

摘要● 从胃癌风险分级检诊（ABC检诊）的D组中发现了高比例的A型胃炎（AIG）病例（6/24）。但是，由于在2016年的ABC检诊的修订标准中，将幽门螺杆菌抗体效价的阴性甄别阈（cutoff value）变更为小于3 U/mL，因此可以设想今后AIG病例的多数属于C组或D组。无论如何，事先了解在AIG患者具有PGⅠ值及PGⅠ/Ⅱ比明显降低这一特性，在发现契机上也是很重要的。另外，在本文中，在展示作为D组被发现的AIG病例的同时，介绍了根据日本的AIG合作研究结果得出的内镜诊断的注意点。

关键词 自身免疫性胃炎　A 型胃炎　胃癌风险分级检诊　ABC 检诊　D 组

[1] 加古川中央市民病院消化器内科　〒675-8611 加古川市加古川町本町439
E-mail : s-terao@kakohp.jp

前言

在 2013 年，笔者等报道了在胃癌风险分级检诊（通称 ABC 检诊，以下使用此通称）的 D 组中，发现了极高比例的 A 型胃炎（autoimmune gastritis, AIG）病例。在本文中阐述其概要和诊断的注意点。

胃癌风险分级检诊中的A型胃炎的研究

在 ABC 检诊后的第二次详细检查中接受内镜检查的 775 名被检者中，以 D 组 26 名中的 24 名为对象，实施 ^{13}C 尿素呼气试验、血清抗壁细胞抗体（以下记作 APCA）检测及根据 updated Sydney system 的组织病理学胃炎的评价，就幽门螺杆菌（Helicobacter pylori, H. pylori）感染情况和 AIG 的发生率等问题进行了讨论。结果判明，在 D 组中存在 6/24（25％）的 AIG 病例。当时的 ABC 检查设定的标准值是：幽门螺杆菌抗体效价 10 U/mL 以上为阳性，胃蛋白酶原（pepsinogen, PG）法以 PGⅠ为 70 ng/mL 以下且 PGⅠ/Ⅱ比为 3.0 以下为阳性。

此后，所谓的幽门螺杆菌抗体效价的阴性高值问题被讨论，在 2016 年的修订标准中提出，将幽门螺杆菌抗体效价的阴性甄别阈变更为小于 3 U/mL 的提案。当采用该修订标准时，D 组病例本身将骤减为 2 例，这 2 例均为 AIG 病例。而且其他的 4 例 AIG 病例转为 C 组（**图1**）。C 组和 D 组虽然都是 PG 法阳性的组，但已判明在 AIG 患者 PGⅠ值和 PGⅠ/Ⅱ比明显降低。另一方面，在转为 C 组的 4 例中有 3 例的幽门螺杆菌抗体效价（E 平板"荣研"幽门螺杆菌

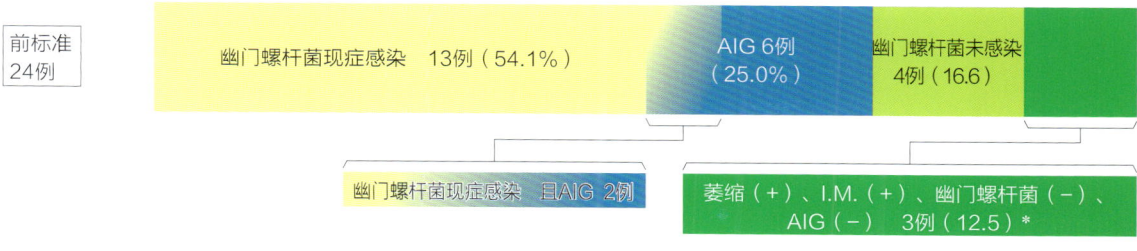

图1 D组的详细情况。
[转载自"寺尾秀一. D群とは何か? 三木一正（编）. 胃炎をどうする？ —ABC胃がんリスク層別化で，内視鏡で，X線で，第2版. 日本医事新報社，pp 28-33，2017"，一部分有改编]

抗体Ⅱ）为3 U/mL。C组虽然被认为是幽门螺杆菌现症感染或曾感染，但这些转为C组的病例是否果真为幽门螺杆菌感染合并的AIG病例仍有讨论的余地。另外，当以高度胃黏膜萎缩病例为对象比较幽门螺杆菌感染性胃炎和幽门螺杆菌非感染AIG时，特别是PGⅠ值，在后者显著性降低。

病例

展示D组的1个病例。

[**病例1**] 70多岁，女性。

PGⅠ 6.1 ng/mL，PGⅠ/Ⅱ比 0.8，抗幽门螺杆菌 IgG 抗体效价小于 3 U/mL，幽门螺杆菌便中抗原（－），胃泌素 3000 pg/mL，APCA 10倍，抗内因子抗体（＋）。

内镜表现 在胃窦部可观察到以褪色为背景呈斑状发红（**图2**），胃体部为高度萎缩黏膜（**图3**）。发现附着不易剥落的黏稠度高的乳白色黏液（附着黏液）（**图3a**），见有可

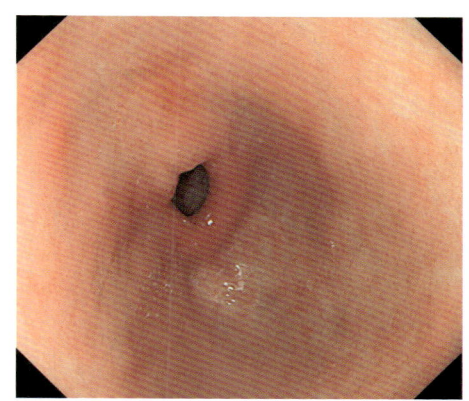

图2 [病例1]在胃窦部以褪色为背景可观察到斑状发红。

以用棍棒状或鳕鱼样来形容的大的增生性息肉（**图3b**）。在胃体中部小凸处见有不规则形的平坦发红区域（**图4a**），从窄带成像（narrow band imaging, NBI）放大表现（**图4b**）来看虽然不正常，但诊断为胃底腺黏膜残存。另外，散在有微小的白色扁平隆起（**图4a, c**），在

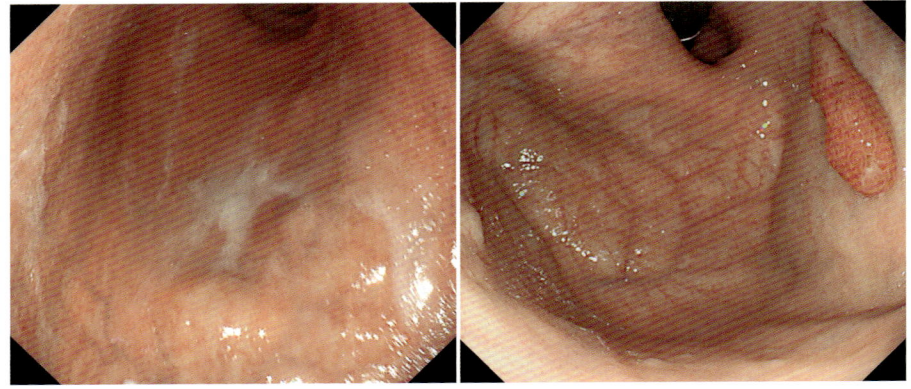

图3 [病例1] 胃体部的背景为没有观察到萎缩边界的高度萎缩黏膜。
a 附着不易剥落的黏稠度高的乳白色黏液（附着黏液）。
b 清除黏液过程中的图像。发现可以形容为棍棒状或鳕鱼样的大的增生性息肉。

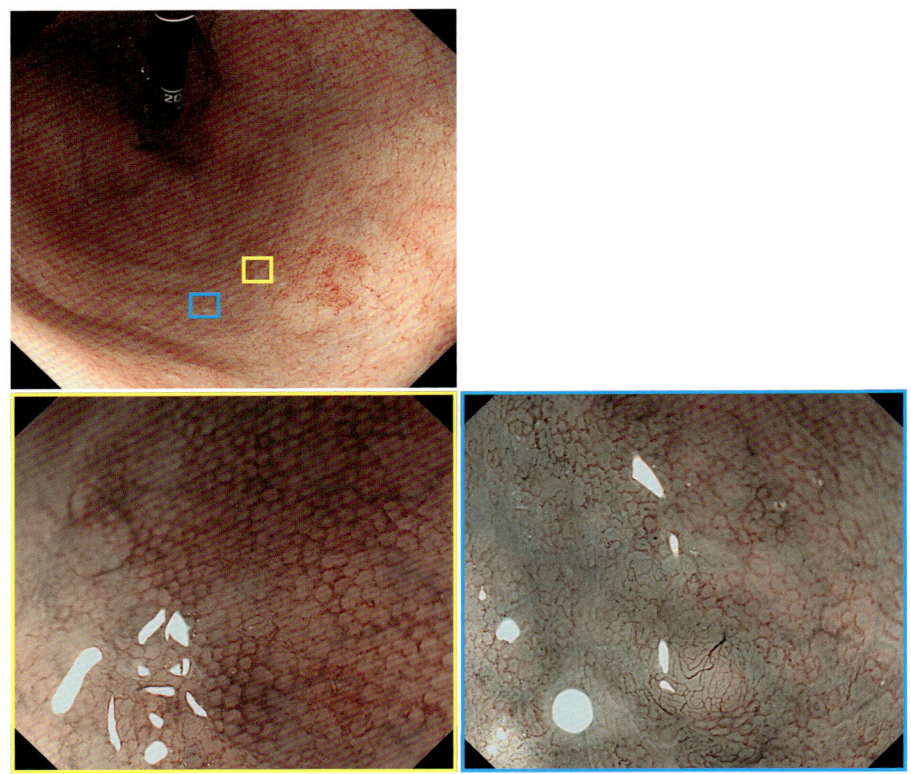

图4 [病例1]
a 在胃体中部小弯处见有不规则形的平坦的发红区域。另外，散在有微小的白色扁平隆起。
b NBI放大像（a的黄框部）。发红区域和周围的褪色区域的交界部。发红区域为胃底腺，呈非正圆形的黏膜花纹，有许多观察不到腺管开口部的腺管。
c NBI放大像（a的蓝框部）。散在性的微小白色扁平隆起。在白色隆起的表层有微血管走行。

表层有微血管走行（**图 4c**）。

A型胃炎诊断上的注意点

关于 AIG 的内镜表现将在另文中介绍，根据在日本的合作研究 245 例的分析，在本文中介绍与展示病例相关的诊断注意点。胃窦部为正常色黏膜的病例为半数以下，42.9% 的病例在胃窦部有一半以上区域为褪色。在胃窦部的局部表现中，斑状发红为 22.9%，占比最多。另外，有报道称，附着黏液为 32.5%、散在性微小白色隆起（正在探讨与白球征 white globe appearance 的异同）为 30.1%、残存胃底腺为 29.2%、增生性息肉的并存为 21.2%。另外，发现源于 D 组的 AIG 病例占 6.5%，在发现契机中居第 5 位。

结语

在本文中阐述了 AIG 病例多见于 ABC 检诊的 D 组，特别是以 PG Ⅰ、PG Ⅰ/Ⅱ明显降低为特征。另外，介绍了 1 例 D 组的 AIG 病例的内镜表现，根据日本的 AIG 合作研究的结果介绍了诊断上的注意点。

参考文献

[1] 寺尾秀一, 當銘成友, 久禮泉, 他. D群のほとんどは,「高度の萎縮とI.M.のためにH. pyloriが駆逐された」群ではない. 日ヘリコバクター会誌 14:5-14, 2013

[2] 井上和彦. 胃がんリスク層別化検査の提案. Gastro-Health Now 2016. 9. 15増刊号:1-3, 2016

[3] 寺尾秀一. D群とは何か？ 三木一正(編). 胃炎をどうする？—ABC胃がんリスク層別化で, 内視鏡で, X線で, 第2版. 日本医事新報社, pp 28-33, 2017

[4] 古田隆久, 山出美穂子, 魚谷貴洋, 他. 自己免疫性胃炎の臨床上の問題点—ペプシノゲンの特徴, 内視鏡所見, H. pylori除菌との関連. 日ヘリコバクター会誌 19:106-109, 2018

[5] Venerito M, Varbanova M, Röhl FW. Oxyntic gastric atrophy in *Helicobacter pylori* gastritis is distinct from autoimmune gastritis. J Clin Pathol 69:677-685, 2016

[6] Terao S, Furuta T, Kamada T, et al. Autoimmune gastritis in Japan：a study of 200 patients at multicenter study. Gastroenterol 152: S948, 2017

Summary

Autoimmune Gastritis Diagnosed via the Gastric Cancer Screening Method, the So-called, "ABC Method"

Shuichi Terao[1], Jun Kitadai, Daisuke Orita, Atsunori Ohnishi, Yuichi Hirata, Michitaka Kouhashi, Masatomo Toume, Isamu Tamura, Hideyuki, Miyachi, Shiho Suzuki, Akihiko Nishizawa, Kenzo Yamashiro, Yoshihiro Okabe

In the gastric cancer screening method, the so-called "ABC method", using the combination assay of *Helicobacter pylori* IgG antibody and serum PG (pepsinogen) levels, 25% individuals were diagnosed with AIG (autoimmune gastritis) and classified as group D. However, after adopting the revised criteria for this screening method, the individuals with AIG were expected to be categorized in either group C or D. Very low PG levels and PG I/II ratio are key to diagnosing AIG. An AIG case that met the group D criteria shows some representative endoscopic findings presented in a multicenter study of AIG in Japan.

[1] Department of Gastroenterology, Kakogawa Central City Hospital, Kakogawa, Japan

札记

内镜检诊中的 A 型胃炎

青木 利佳[1]
安田 贡
春藤 让治[2]
春间 贤[3]

摘要● 在日本，A型胃炎过去一直被认为是极其罕见的疾病，但近年来，或许是由于幽门螺杆菌未感染患者和除菌后的就诊者不断增加的缘故，在检诊现场怀疑为A型胃炎的病例在不断增加。本中心的一次内镜检诊的A型胃炎，在2591例中有23例（0.89%），男性在1168例中有7例（0.60%），女性在1423例中有16例（1.12%）。但是，A型胃炎的真正的发病率有可能更高。今后，有必要确立包括A型胃炎发病初期在内的诊断标准，阐明A型胃炎与幽门螺杆菌感染之间的相关性。但是，最重要的是内镜检诊医生自身要理解通过检诊筛查出本病的意义，并事先熟知特征性的内镜表现。

■ **关键词** A 型胃炎　自身免疫性胃炎　血清胃蛋白酶原　抗胃壁细胞抗体　逆萎缩型胃炎

[1] とくしま未来健康づくり機構徳島県総合健診センター　〒770-0042 徳島市1丁目10-3　E-mail：rikaoki@syd.odn.ne.jp
[2] 春藤内科胃肠科
[3] 川崎医科大学总合医疗センター总合内科2

在胃癌检诊中诊断A型胃炎的意义

在胃癌检诊中，幽门螺杆菌（*Helicobacter pylori, H. pylori*）感染状态的判定虽然现在是必需的，但在内镜检查中观察多数病例的背景黏膜时，有时会注意到与通常的萎缩模式不同的所谓"逆萎缩"型胃炎的存在，即 A 型胃炎。虽然与幽门螺杆菌偶然除菌后的高度萎缩病例容易混淆，但希望内镜检诊医生尽可能不忽略本疾病的诊断。

一般在 A 型胃炎，自身免疫机制引起的胃底腺破坏（主要是壁细胞损伤）的结果，有时会引起胃酸和内因子的分泌减少、缺铁性贫血、高胃泌素血症所致的神经内分泌肿瘤、维生素B_{12}缺乏引起的恶性贫血、神经学症状等。在恶性贫血患者，与患胃癌一样，患神经内分泌肿瘤的风险特别高。另外，还知道其与 1 型糖尿病和甲状腺疾病等其他自身免疫性疾病并发。由于在胃癌检诊中发现 A 型胃炎关系到这些疾病的早期发现和治疗，所以意义十分重大。

有这样的报道，在有助于胃癌风险分级的ABC 分类中，D组中有 25% 是 A 型胃炎患者。在 A 型胃炎，由于胃底腺的广泛萎缩，胃蛋白酶原(pepsinogen, PG)Ⅰ、PGⅠ/Ⅱ比值明显降低，因此 PG 法呈阳性。有必要参考这些血清学信息进行内镜检查。

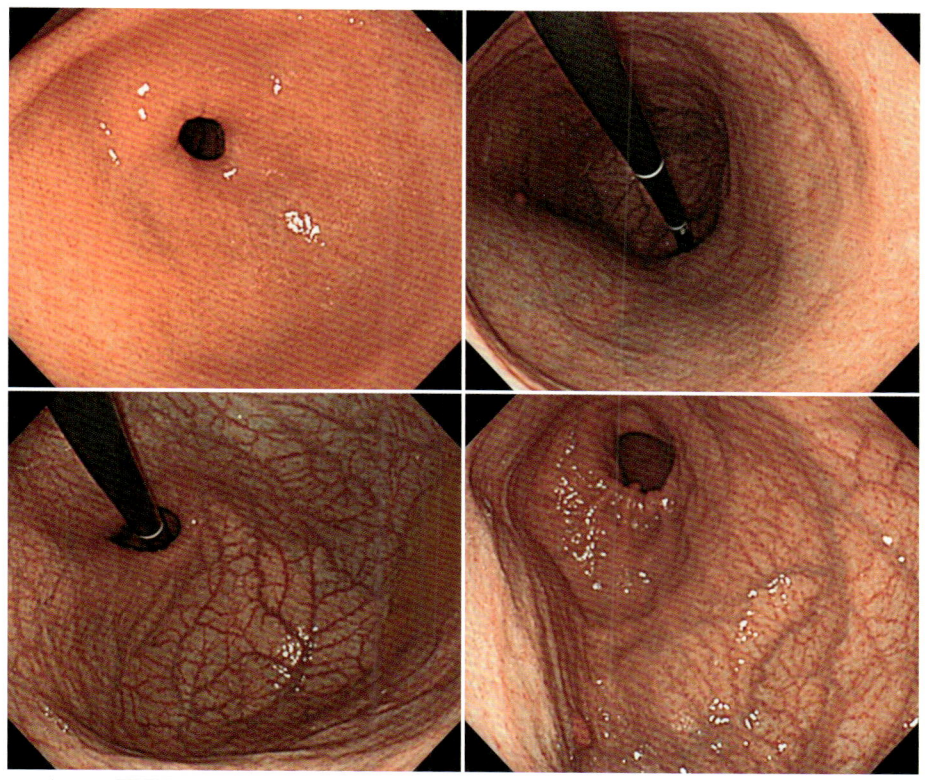

a	b
c	d

图1 A型胃炎的典型表现。高度萎缩。与胃窦部的萎缩相比，胃体部的萎缩严重。在胃体部大弯处也未见腺边界。

胃内镜检诊中的A型胃炎的发病率

在日本，A型胃炎过去一直被认为是极其罕见的疾病，但也许是由于近年来幽门螺杆菌未感染者和除菌后的就诊者不断增加的缘故，像能够想到的那样，在检诊现场怀疑为A型胃炎的病例在不断增加。在本文中，笔者想就本中心内镜检诊中A型胃炎的发病率等进行探讨。

1. 对象和方法

本中心在2014年7月—2018年12月，由1名内镜专门医生施行的连续的4308例中，以排除就诊者重复的2972例为研究对象。根据就诊的契机，分为一次检诊2591例和二次检诊381例，对A型胃炎的发病率按性别和年龄层进行了研究。

本次的A型胃炎的定义是：从内镜的特征怀疑为A型胃炎，并且在血液检查中抗胃壁细胞抗体为阳性（10以上）的病例。关于血清胃泌素值和PG值则作为参考项目。在内镜检查中，作为怀疑为A型胃炎的表现有：胃体部的高度萎缩（O-p，图1）、假息肉病（pseudopolyposis，图2a，b）、附着黏液（图2c）、胃窦部的环状花纹（图2d）、增生性息肉（图2e）、微小白色隆起（图2f）等。

2. 结果

一次内镜检诊中的A型胃炎，在2591例中有23例（0.89%）。按性别分，男性在1168例中有7例（0.60%），女性在1423例中有16例（1.12%）。按性别、年龄层划分，男性30多岁占0，40多岁占0.41%，50多岁占0.32%，60多岁占1.13%，70多岁占0.85%，80多岁占

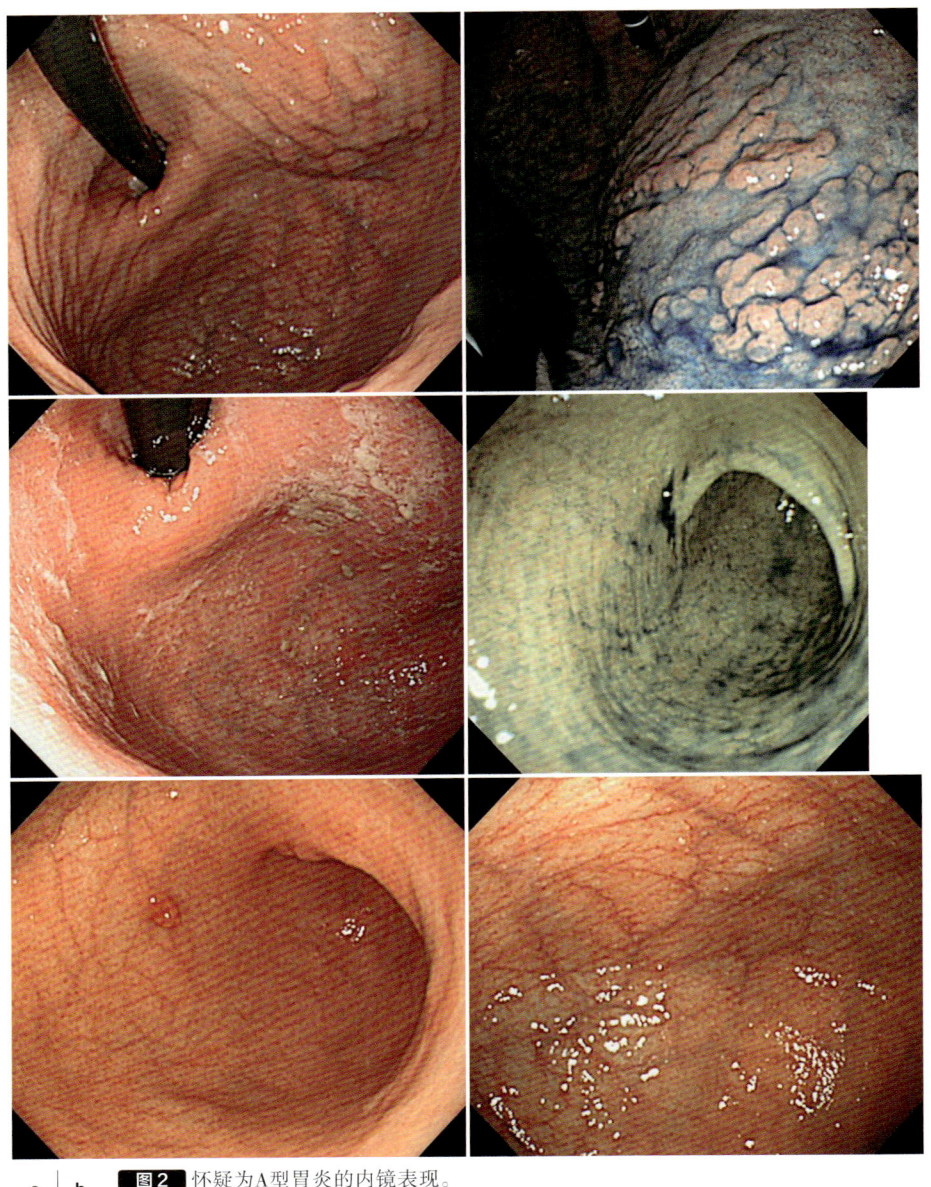

a	b
c	d
e	f

图2 怀疑为A型胃炎的内镜表现。
a，b 假息肉病（pseudo polyposis）。
c 附着黏液。
d 胃窦部的环状花纹。
e 增生性息肉。
f 微小白色隆起。

0；女性30多岁占0.74%，40多岁占0.56%，50多岁占1.57%，60多岁占1.63%，70多岁、80多岁占0（**图3**）。

另一方面，二次内镜检诊中的A型胃炎，在381例中有10例（2.62%）。按性别来看，男性202例中有5例（2.48%），女性179例中有5例（2.79%）。按性别、年龄层划分，男性为30多岁、40多岁占0，50多岁占4.35%，60多岁占1.47%，70多岁占3.85%，80多岁占0；女性为30多岁、40多岁、50多岁占0.00%，

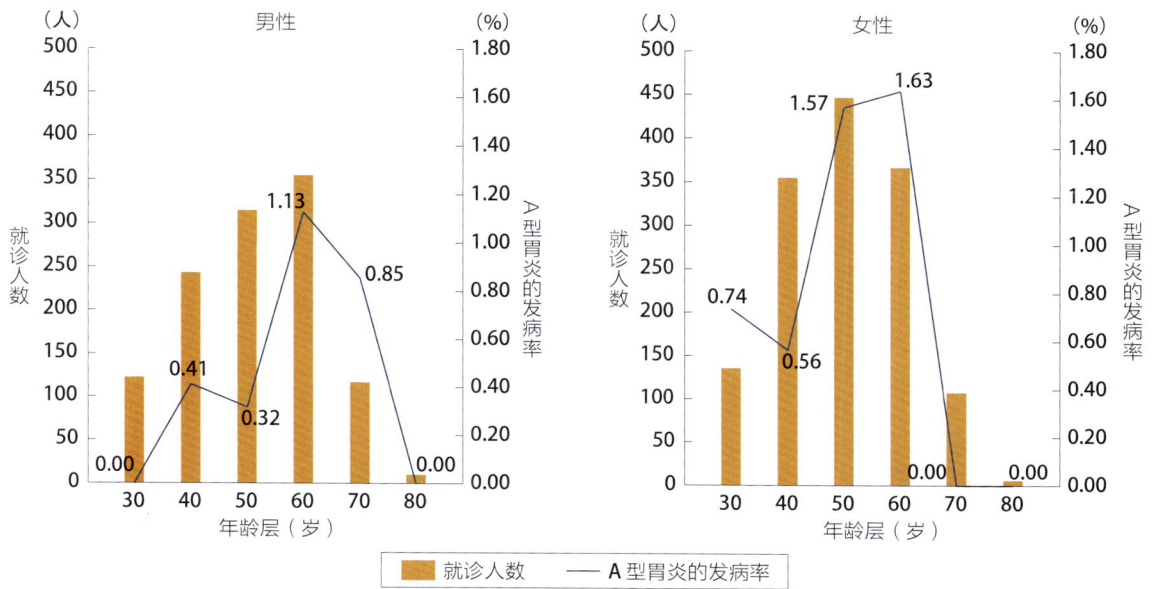

图3 一次检诊中的按不同性别、年龄层统计的A型胃炎的发病率。

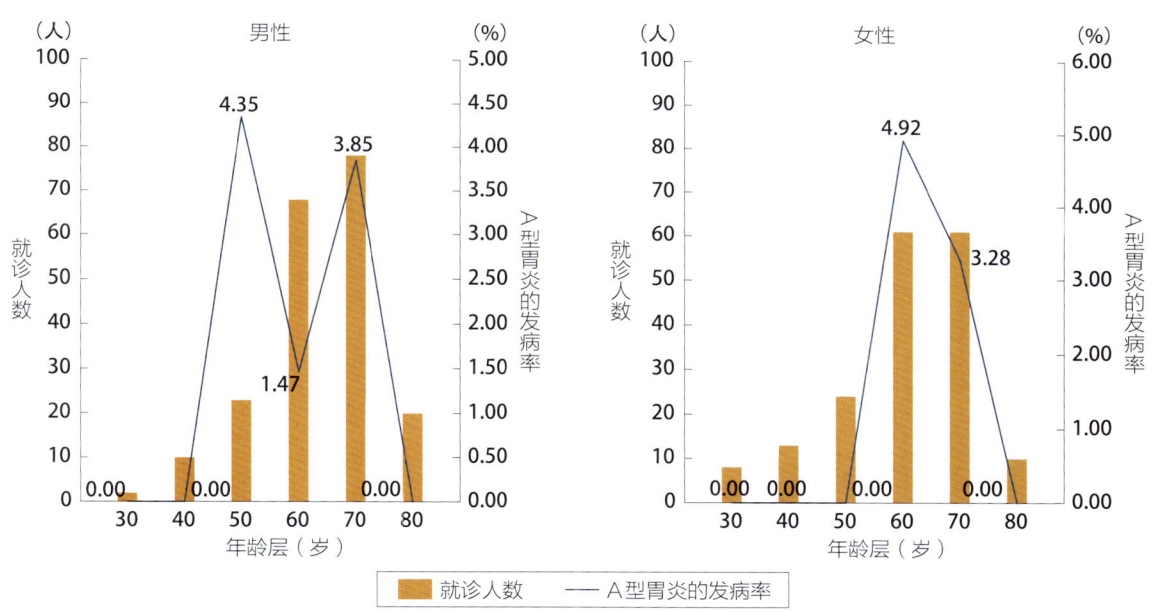

图4 二次详细检查就诊者按不同性别、年龄层统计的A型胃炎的发病率。

60多岁占4.92%，70多岁占3.28%，80多岁占0.00%（**图4**）。A型胃炎主要分布在60多岁的人群中，有女性多于男性的趋势。

33例A型胃炎的胃泌素值如**表1**所示，PGⅠ及PGⅠ/Ⅱ比值如**表2**所示。未测定胃泌素的有2例，小于200 pg/mL的病例有4例，200～699 pg/mL的病例有5例，700 pg/mL以上的高度增加的病例有22例。在PG方面，PGⅠ小于10 ng/mL的有14例，10～20 ng/mL的有13例，20 ng/mL以上的有6例。PGⅠ/Ⅱ比为1

93

表1 血清胃泌素值（pg/mL）	
小于200	4
200～699	5
700～999	1
1000～1999	10
2000～2999	4
3000～3999	2
4000～4999	1
5000以上	4
未测定	2

表2 血清PGⅠ、PGⅠ/Ⅱ比			
血清PGⅠ（ng/mL）		PGⅠ/Ⅱ比	
小于10	14	小于1	14
10～20	13	1～3	14
20以上	6	3以上	5

表3 根据血清抗幽门螺杆菌 IgG抗体（荣研E平板）和除菌史推测的幽门螺杆菌感染状态	
小于3	60.6%
3～9.9	12.1%
除菌后	27.3%

以下的有14例，1～3的有14例，3以上的有5例。

为了推测幽门螺杆菌感染状态，将幽门螺杆菌抗体效价（荣研E平板）和除菌史组合的比例示于表3。在A型胃炎诊断时，无现症感染病例，除菌治疗后的病例占27.3%。其余被认为是未感染病例或偶然除菌病例，抗体效价小于3者占60.6%，3～9.9者占12.1%。

在33例A型胃炎中，发现胃癌1例（3.0%），恶性贫血1例（3.0%）。

3. 讨论

本中心为检诊设施，就诊者可以看作是健康的一般人群。接受任意型检诊的就诊者，虽然在检诊中有选择内镜检查这一偏向，但认为其患病率接近于普通居民的患病率。另一方面，接受X线检查的二次检诊的情况，是有某种局部表现被怀疑的群体，大多数情况下背景黏膜是萎缩性胃炎。因此，在像A型胃炎那样的高度的萎缩性胃炎，被认为需要详细检查，容易被包括在二次检诊的群体中。即使在本次的研究中，二次检诊的A型胃炎也为2.6%的高发病率，是一次检诊的约3倍。

关于A型胃炎的发病率，今村推测，比通过胃壁细胞抗体阳性率（8%～20%）发现的发病率低，比临床上经历的恶性贫血病例的发病率（2%～4%）高。笔者等以前报道，就A型胃炎的发病率，通过多个临床研究机构进行研究的结果为0.49%（男性0.14%，女性0.9%）。这一比例比以往的报道要高，不能不令人吃惊，但实际上A型胃炎的发病率有可能更高。因此，需要一种通过检诊筛查发病初期的病例和因幽门螺杆菌感染而被遮蔽的病例的方法。

今后的课题

近年来，对策型内镜检诊正在普及，在德岛县也从2017年度开始，也包括本中心此次研究对象的60例。其中A型胃炎有1例（1.7%）。对策型检诊的情况与短期住院的健康体检相比，老年人较多，因此可以认为A型胃炎的患者更多。然而，现状是对策型内镜检诊整体上是A型胃炎几乎没有被发现。其理由可举出有以下几种A型胃炎诊断上的问题。

首先，A型胃炎的诊断标准尚未确立。这是迫切需要解决的课题。另外，抗胃壁细胞抗体、抗内因子抗体、PG法等未被纳入医疗保险条款，即使从内镜表现来看怀疑是A型胃炎，在实地医生家也很难进行诊断性的研究。即使进行胃活检，关注A型胃炎并能诊断的病理医生数量少大概也是一个问题。

其次，幽门螺杆菌感染状态有可能影响A型胃炎的诊断。由幽门螺杆菌感染引起的炎性细胞浸润和水肿会修饰伴于A型胃炎的胃底腺区的萎缩，使A型胃炎的诊断变得困难。但是，在这种情况下，很多时候在幽门螺杆菌除菌后

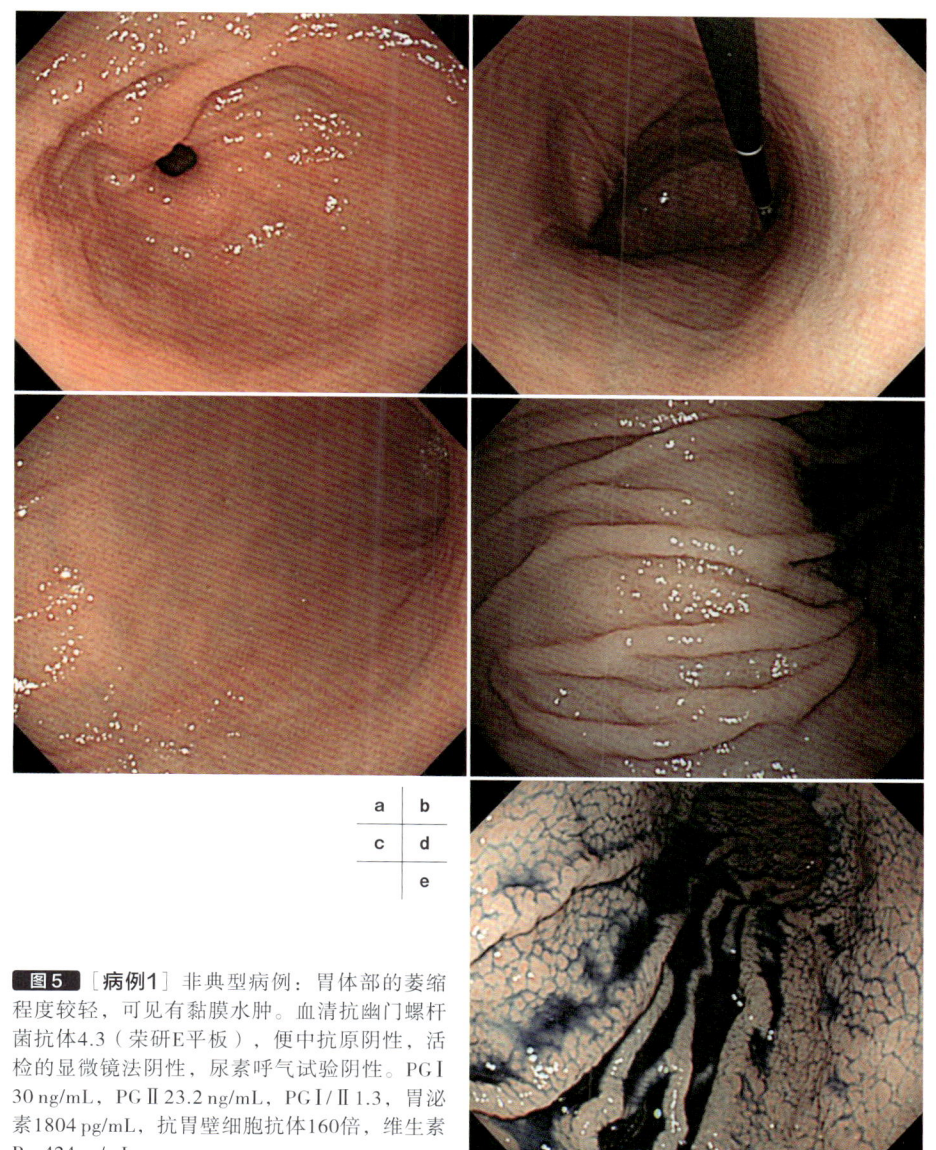

a	b
c	d
	e

图5 [病例1] 非典型病例：胃体部的萎缩程度较轻，可见有黏膜水肿。血清抗幽门螺杆菌抗体4.3（荣研E平板），便中抗原阴性，活检的显微镜法阴性，尿素呼气试验阴性。PG I 30 ng/mL，PG II 23.2 ng/mL，PG I/II 1.3，胃泌素1804 pg/mL，抗胃壁细胞抗体160倍，维生素B_{12} 424 pg/mL。

可以诊断出A型胃炎。幽门螺杆菌感染和除菌治疗对A型胃炎的进展是有抑制作用还是有促进作用，现在还未能得到一致的见解，被认为是今后的课题。

最后，可以举出的是在A型胃炎的比较初期，在黏膜萎缩进展不严重的病例难以捕捉到特征性内镜表现。虽然在典型的A型胃炎呈现高度萎缩的内镜表现，但也存在伴有黏膜水肿、萎缩不明显的非典型病例[**病例1，图5**]。像这样的A型胃炎很难被发现，即使追踪随访，是否进展到典型的表现现在也尚未明确。

内镜医生的意识

确立A型胃炎的诊断标准，施行检查的内镜医生有必要铭记发现A型胃炎的意义，并且还要注意逆萎缩（胃体部的高度萎缩）、假息肉病、附着黏液、增生性息肉、胃窦部的环状花纹、微小白色隆起等特征性表现进行内镜检查。笔者认为，A型胃炎虽然比预想的要多，但还是有很多不明之处的疾病，需要进一步积累病例。

参考文献

[1] 寺尾秀一, 當銘正友, 久禮泉, 他. D群のほとんどは,「高度の萎縮とI.M.のためにH. pyloriが駆逐された」群ではない. 日ヘリコバクター会誌 14:5-14, 2013
[2] 今村祐志. A型胃炎（自己免疫性胃炎）の診断. Gastroenterol Endosc 60:1444-1449, 2018
[3] 青木利佳, 春藤讓治, 春間賢. 日本におけるA型胃炎の頻度と特徴. Gastroenterol Endosc 59(Suppl 1):881, 2017

Summary

Type A Gastritis Detected During Endoscopic Examination

Rika Aoki[1], Mitsugi Yasuda, Jouji Syunto[2], Ken Haruma[3]

Type A gastritis is regarded as an extremely rare disease in Japan, but the number of suspected cases of this condition during screenings has increased, likely because the number of people who have not been infected with *Helicobacter pylori* and those who have been eradicated have recently increased. At our center, type A gastritis was detected during primary endoscopic examination in 23 (0.89%) of 2,591 cases [7 (0.60%) of 1,168 males and 16 (1.12%) of 1,423 females]. However, the natural frequency of type A gastritis may be even higher. Future studies must establish diagnostic criteria for type A gastritis including the early-onset disease, and it is necessary to clarify the relationship with *H. pylori* infection. However, above all, endoscopy physicians must understand the significance of screening for this disease and familiarize themselves with its characteristic endoscopic findings.

[1] Tokushima Health Screening Center, Tokushima, Japan
[2] Syunto Clinic, Tokushima, Japan
[3] General Internal Medicine 2, General Medical Center, Kawasaki Medical School, Okayama, Japan

主题病例

幽门螺杆菌除菌疗法后快速进展的自身免疫性胃炎1例

角 直树[1]
春间 贤[2]
浦田 矩代[1]
谷川 朋弘[1]
中村 纯[1]
末广 满彦[1]
笹井 贵子[1]
河本 博文[1]
物部 泰昌[3]
高尾 俊弘[4]
镰田 智有[1]

摘要● 患者为70多岁，女性。在以详细检查心窝部痛为目的而施行的EGD检查中发现了萎缩性胃炎，通过尿素呼气试验诊断为幽门螺杆菌感染阳性。通过2次除菌确认了除菌成功。在除菌成功1年后的EGD中，相对于胃窦部的萎缩性变化不大相比，从胃体部到胃穹隆部发现了萎缩性变化的进展，显示出明显的内镜下逆萎缩的表现。该时点怀疑为AIG。空腹时血清胃泌素值693 pg/mL，PCA阳性，通过胃体部黏膜活检确认了ECM，诊断为AIG。

关键词 自身免疫性胃炎　幽门螺杆菌感染　除菌疗法　逆萎缩

[1] 川崎医科大学总合医疗センター健康管理学
　〒700-8505 冈山市北区中山下2丁目6-1　E-mail : n.sumi@med.kawasaki-m.ac.jp
[2] 同　总合内科学2
[3] 同　病理学
[4] 川崎医科大学健康管理学

前言

已知自身免疫性胃炎（A型胃炎，autoimmune gastritis, AIG）为恶性贫血的原因之一，有发生胃癌和胃神经内分泌肿瘤（neuroendocrine cell tumor, NET）的高风险，并且多合并有其他自身免疫性疾病。AIG是A型胃炎的同义词。A型胃炎是由Strickland等于1973年提出的特殊型胃炎，通过胃自身抗体之一的抗胃壁细胞抗体（parietal call antibody, PCA）引起由胃壁细胞消失导致的无酸症和高胃泌素血症。以内镜表现来说，在胃体部见有高度萎缩，但在胃窦部未见萎缩，即呈所谓的逆萎缩模式。

关于AIG的发病机制，有文献报道，多以幽门螺杆菌感染引起的胃黏膜损伤为主要原因，产生对位于胃壁细胞内的H⁺/K⁺ ATPase的自身抗体，其结果胃壁细胞被破坏，从而发展成AIG。恶性贫血病例或AIG病例的幽门螺杆菌感染率高是支持AIG的幽门螺杆菌起因学说的；但是在日本的恶性贫血病例的研究中，没有发现幽门螺杆菌阳性病例，则是否定幽门螺杆菌起因学说的结果。另一方面，关于以幽门螺杆菌感染阳性的人AIG为对象，研究幽门螺杆菌除菌对胃黏膜产生的影响，特别是除菌疗法是否会改善胃体部的胃炎的报道很少，在过去的两篇报道中，均指出胃体部胃炎得到改善。

本次与以往的报道不同，因为笔者经历了1例在幽门螺杆菌除菌疗法后胃体部黏膜的萎缩急速发展，其结果被诊断为AIG的病例，所以包括文献分析的内容在内进行报道。

病例

患者：70多岁，女性。

主诉：无。

既往史　C型肝硬化，胆囊结石症，高血压，

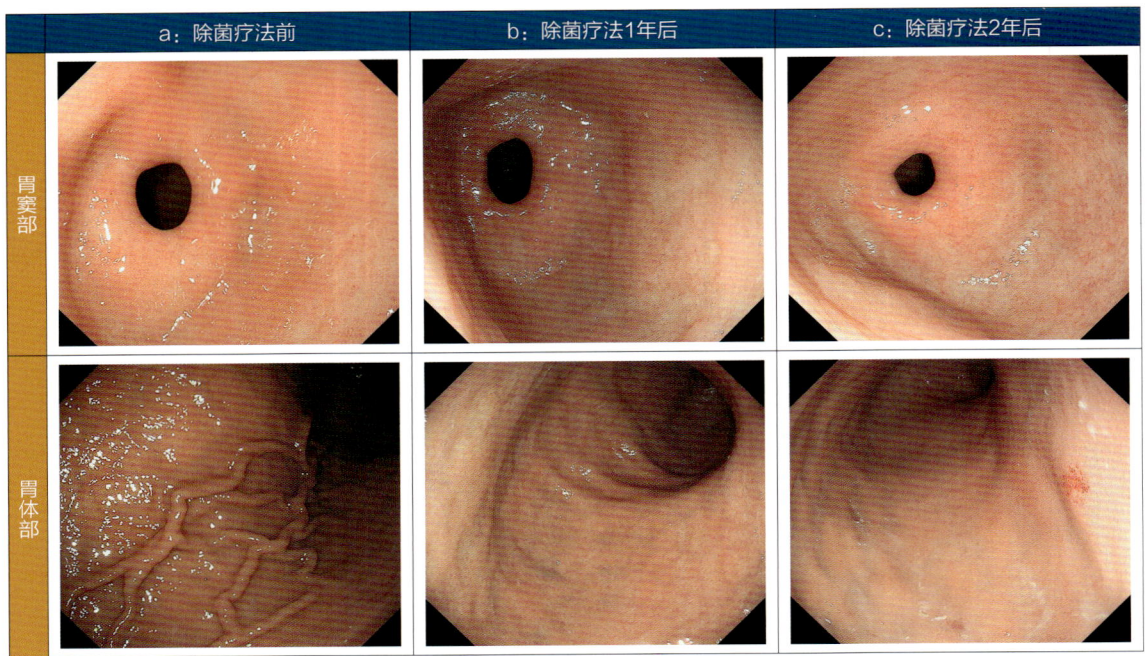

图1 除菌前和除菌后的内镜表现的推移（a：除菌疗法前，b：除菌疗法1年后，c：除菌疗法2年后）。随着除菌后时间的推移，胃体部大弯的皱襞消失，萎缩性变化和血管透见征的清晰化在进展中。

腰椎压迫骨折，骨质疏松症。

AIG诊断时的临床表现 身高153 cm，体重46.0 kg，血压133/74 mmHg，体温36.5℃，脉搏82/分，未见眼睑结膜贫血和眼球结膜黄疸，胸部、腹部、四肢未见值得特别记录的事项。在血液检查中，血液学计数为血小板14.4万/μL，呈轻度降低，但未见贫血。生化学检查中未见值得特别记录的异常。

现病史及经过 因C型肝硬化定期门诊检查，由于有心窝部痛症状，因此施行了上消化道内镜检查（esophagogastroduodenoscopy，EGD）。

EGD表现 无食管静脉瘤等器质性疾病，在胃体部见有木村-竹本分类中的O-Ⅱ萎缩性变化，由于即使通过送气使过度伸展，在胃体部大弯处也残存伴有弥漫性发红的胃底腺黏膜，因此诊断为幽门螺杆菌感染引起的萎缩性胃炎。胃窦部被诊断为轻度萎缩（**图1a**）。内服雷贝拉唑10 mg，但通过尿素呼气试验诊断为幽门螺杆菌感染阳性（△值3.7‰）。

同年施行了1次除菌疗法，但除菌不成功（△值：44.4‰），通过2次除菌疗法除菌成功（△值0.9‰）。

幽门螺杆菌除菌后（1年后）EGD表现

此后，以随访观察为目的在除菌疗法成功1年后施行了EGD。胃窦部的萎缩性变化为轻度，但从胃体部到胃穹隆部的黏膜血管透见征明显，除菌前残存的胃底腺黏膜消失，见有萎缩性变化的进展（**图1b**）。从EGD表现考虑为逆萎缩，怀疑为AIG，施行了胃体部的活检，并测定了空腹时血清胃泌素、PCA、抗内因子抗体、血清胃蛋白酶原（pepsinogen, PG）。

血液检查结果 血清胃泌素为673 pg/mL，显示增高；PCA为40倍，呈阳性；抗内因子抗体为阴性；PGⅠ 2.2 ng/mL，PGⅡ 7.2 ng/mL，PGⅠ/Ⅱ比为0.3，PGⅠ和PGⅠ/Ⅱ比显著降低。维生素B_{12}为304 pg/mL，属于正常范围。

组织病理学表现 在胃体中部大弯处取材的活检组织中，见有胃底腺组织消失、在黏膜深部伴有嗜酸性粒细胞的炎症、黏膜肌层的肥

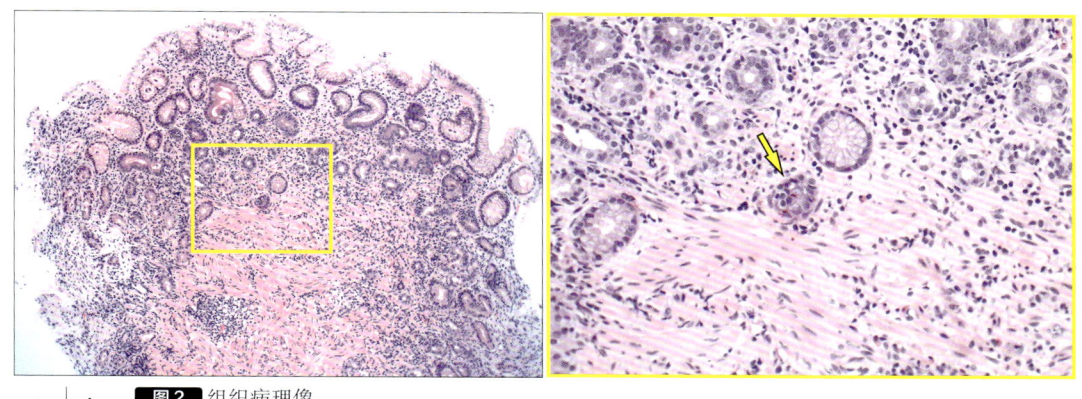

图2 组织病理像。
a 低倍放大像。在胃体部，胃底腺组织消失，在黏膜深部见有伴嗜酸性粒细胞的炎症、黏膜肌层的肥厚以及ECM。
b 高倍放大像（a的黄框部）。在黏膜深部见有ECM（黄色箭头所指）。

厚，并且见有内分泌细胞微巢（endocrine cell micronest, ECM），组织学上也是与AIG不矛盾的表现（**图2**）。

幽门螺杆菌除菌后（2年后）EGD表现 在除菌成功2年后，认为胃体部萎缩进一步进展了，附着有对AIG特征性的附着黏液（**图1c**）。

讨论

AIG就像Strickland等作为A型胃炎提倡的那样，是胃体部为主的萎缩性胃炎；其内镜表现就像黑川等报道的那样，虽然见有胃体部黏膜的高度萎缩，但显示在胃窦部黏膜无萎缩的逆萎缩模式是其特征。通常的幽门螺杆菌阳性胃炎是从胃窦部波及胃体部的萎缩，与Strickland等报道的B型胃炎一致，与A型胃炎相比胃癌发生的风险更高。

AIG的发病率为，北欧每10万人中有9～17人（0.13%～0.2%），而日本每10万人中低至3～4人（0.003%～0.004%），一直被看作是罕见疾病。然而，近年来，寺尾等报道，在胃癌检诊的二次检诊中，在就诊者的0.77%患有本病；在ABC检诊的D组病例的25%见有AIG。由于对本病的理解度、关注度的提高，导致在日本其病例数也在增加。

关于伴于AIG的幽门螺杆菌感染率，作为在感染率高的日本的报道，作为共同作者之一的Haruma等报道，以恶性贫血24例为对象分析血清抗体的结果，无幽门螺杆菌感染并存的病例，根据这一点认为，或许幽门螺杆菌感染没有参与AIG的发病。特别是在日本，由幽门螺杆菌感染引起的萎缩性胃炎的发病率极高，而恶性贫血的发病率极低，这是其根据之一。另一方面，Sato等报道，在恶性贫血病例中，有24.4%的病例见有幽门螺杆菌感染，提示幽门螺杆菌感染与其发病有关；并且Negrini等和Amedei等报道，幽门螺杆菌感染与AIG的发病有关。

对幽门螺杆菌阳性的AIG病例施行了除菌疗法的情况下，关于胃体部胃炎是否改善的研究报道很少。Stolte等报道了1例对21岁男性幽门螺杆菌阳性的AIG患者施行幽门螺杆菌除菌而AIG得到治愈的病例。但是，他们报道的病例为PCA、抗内因子抗体均呈阴性，胃泌素值升高也很轻微，不能说是典型的AIG病例。Muller等虽然报道对80例AIG患者施行了除菌疗法，组织病理学上的胃炎得到治愈，但AIG的诊断是组织学上被诊断的病例，并且是对非萎缩病例进行的研究。另一方面，Okazaki等报道，当使实验性制作的AIG小鼠感染幽门螺杆菌时，胃体部的胃炎引起的黏膜损伤降低。据推测，可能实验性制作的是 Th1 型 AIG，由于幽门螺杆菌感染而发生 Th2 型的免疫应答，Th1/Th2 免疫平衡发生变化，其结果 Th1 型 AIG 的黏膜损伤受到抑制。该实验结果提示，当对幽门螺杆菌感染呈阳性的 AIG 患者施行除菌时，Th1/Th2 免疫平衡将变为 Th1 占优势，胃体部黏膜的损伤将进一步加重，其结果有可能导致自身免疫性胃炎的明确化。另外，Gao 等报道，在以人为对象的研究中，与幽门螺杆菌阳性组相比，幽门螺杆菌除菌病例的胃体部胃炎进展了，指出幽门螺杆菌感染有可能抑制 AIG。

本病例在幽门螺杆菌除菌后，从胃体部到胃穹隆部萎缩性变化快速发展，根据内镜表现怀疑为 AIG，根据血液检查结果和胃活检组织的结果诊断为 AIG。虽然在除菌前诊断为幽门螺杆菌阳性的萎缩性胃炎（O-Ⅱ），但当再次分析第一次检诊的内镜表现时，胃窦部为无萎缩或轻度，有可能从一开始就是 AIG。本病例有可能是这样的 1 个病例：在幽门螺杆菌除菌后胃体部的萎缩性胃炎明显进展了，如前述的 Okazaki 等报道的那样，通过自身免疫机制发病的胃体部的炎症被幽门螺杆菌感染所抑制，但通过除菌，Th1/Th2 细胞因子平衡被打破，从而胃体部萎缩快速进展。

关于幽门螺杆菌感染对 AIG 的影响，现在尚未得到一致的见解。今后，通过收集、分析像本病例这样可以追踪临床经过的病例，有可能阐明幽门螺杆菌感染对 AIG 的影响这一问题。

结束语

在本文中，包括文献分析在内，报道了 1 例在幽门螺杆菌除菌疗法后胃体部黏膜的萎缩快速发展，其结果被诊断为 AIG 的病例。有必要注意，在幽门螺杆菌感染胃炎中有合并 AIG 的病例，或者像本病例这样在除菌后 AIG 变得明确的病例。

参考文献

[1] Alexandraki KI, Nikolaou A, Thomas D, et al. Are patients with autoimmune thyroid disease and autoimmune gastritis at risk of gastric neuroendocrine neoplasms type 1? Clinical Endocrinology 80:685-690, 2014

[2] 中平真衣, 八十田明宏, 廣田圭昭, 他. ガストリン高値と低血糖を認めた多発性内分泌腫瘍症1型(MEN1)の1症例. 日内分泌会誌 90:84-86, 2014

[3] Strickland RG, Mackay IR. A reappraisal of the nature and significance of chronic atrophic gastritis. Am J Dig Dis 18:426-440, 1973

[4] Negrini R, Lisato L, Zanella I, et al. *Helicobacter pylori* infection induces antibodies crossreacting with human gastric mucosa. Gastroenterology 101:437-445, 1991

[5] Amedei A, Bergman MP, Applemelk BJ, et al. Molecular mimicry between *Helicobacter pylori* antigens and H^+/K^+ adenosine triphosphatase in human gastric autoimmunity. J Exp Med 198:1147-1156, 2003

[6] Presotto F, Sabini B, Cecchetto A, et al. *Helicobacter pylori* infection and gastric autoimmune diseases: is there a link? Helicobacter 8:578-584, 2003

[7] Haruma K, Komoto K, Kawaguchi H, et al. Pernicious anemia and *Helicobacter pylori* infection in Japan: evaluation in a country with a high prevalence of infection. Am J Gastroenterol 90:1107-1110, 1995

[8] Saito M, Morioka M, Wakasa K, et al. In Japanese patients with type A gastritis with pernicious anemia the condition is very poorly associated with *Helicobacter pylori* infection. J Infect Chemother 19:208-210, 2013

[9] Stolte M, Meier E, Meining A. Cure of autoimmune gastritis by *Helicobacter pylori* eradication in a 21-year-old male. Z Gastroenterol 36:641-643, 1998

[10] Müller H, Rappel S, Wündisch T, et al. Healing of active, non-atrophic autoimmune gastritis by *H. pylori* eradication. Digestion 64:30-39, 2001

[11] Terao S, Furuta T, Kamada T, et al. Autoimmune gastritis in Japan: a study of 200 patients at Multicenter Study. Gastroenterology 152:S948. 2017

[12] 黒川きみえ, 中尾京子, 足立ヒトミ, 他. 自己免疫疾患の胃炎—悪性貧血における胃炎. Ther Res 12:1321-1328, 1991

[13] Lee GR, Brithell TC, Foerster J. Megaloblastic and non-megaloblastic macrocytic anemias. *In* Wintrobe's Clinical Hematology, 9th ed, Philaderphia and Febriger. pp 562-578, 1993

[14] 浅野茂隆, 池田康夫, 内山卓. 三輪血液学. 文光堂, p 976, 2006

[15] 寺尾秀一, 當銘正友, 久禮泉, 他. D群のほとんどは、「高度の萎縮とI.M.のために*H. pylori*が駆逐された」群ではない. 日ヘリコバクター会誌 14:5-14, 2013

[16] Sato Y, Imamura H, Kaizaki Y, et al. Management and clinical outcomes of type I gastric carcinoid patients: retrospective, multicenter study in Japan. Dig Endosc 26:377-384, 2014

[17] Okazaki K, Ohana M, Oshima C, et al. Interaction of *Helicobacter pylori*-induced follicular gastritis and autoimmune gastritis in BALB/c mice with post-thymectomy. J Gastroenterol 38:1131-1137, 2003

[18] Gao L, Weck MN, Nieters A, et al. Inverse association between a pro-inflammatory genetic profile and *Helicobacter pylori* seropositivity among patients with chronic atrophic gastritis: Enhanced elimination of the infection during disease progression? Eur J Cancer 45:2860-2866, 2009

Summary

Autoimmune Gastritis with Rapid Development of Corporal Atrophy Found after *H. pylori* Eradication Therapy, Report of a Case

Naoki Sumi[1], Ken Haruma[2],
Noriyo Urata, Tomohiro Tanikawa,
Jun Nakamura, Mitsuhiko Suehiro,
Takako Sasai, Hirofumi Kawamoto,
Yasumasa Monobe[3], Toshihiro Takao[4],
Tomoari Kamada[1]

A 70-year-old female underwent upper gastrointestinal endoscopy because of epigastric pain. *H. pylori*-positive atrophic gastritis was diagnosed and the patient underwent eradication therapy. Successful eradication was verified using the urea breath test after the second eradication therapy. One-year after successful eradication, upper gastrointestinal endoscopy revealed severe atrophic gastritis of the corpus and mild gastritis of the antrum (i.e. inverse atrophy was shown on endoscopy). We diagnosed the patient with autoimmune gastritis with hypergastrinemia, low pepsinogenemia, positive parietal cell antibody, and endocrine cell micronesting on biopsy.

[1] Department of Health Care Medicine, Kawasaki Medical School, General Medical Center, Okayama, Japan
[2] Department of General Internal Medicine 2, Kawasaki Medical School, General Medical Center, Okayama, Japan
[3] Department of Pathology, Kawasaki Medical School, General Medical Center, Okayama, Japan
[4] Department of Health Care Medicine, Kawasaki Medical School, Kurashiki, Japan

| 主题病例 | A型胃炎的最新见解 |

呈假息肉状的A型胃炎1例

小泽 俊文 [1]
海崎 泰治 [2]
三浦 恭资 [1]
白井 宏和 [1]
中川 贵之 [1]
齐藤 雅也 [1]

摘要 ● 患者是60多岁的女性。在检诊的上消化道内镜检查中，被指出在胃体部有高度萎缩和多发的扁平隆起性病变。PGⅠ为12.9 ng/mL，PGⅠ/Ⅱ比为1.1，呈高度萎缩；胃泌素值为4804 pg/mL，PCA为80倍。胃体部在木村/竹本分类中呈O-3型的萎缩。对平坦隆起部进行NBI放大观察时，观察到短管状或圆形的花纹混杂存在，但未发现颗粒状或乳头状变化。在从平坦隆起部取材的活检中，在黏膜深层的胃底腺见有中等程度的淋巴细胞浸润，固有胃腺明显萎缩，壁细胞消失。在免疫染色中，内分泌细胞的胞巢状增生也不明显。假息肉病的本质是伴有固有胃腺萎缩的小凹上皮的相对增生。

关键词 A型胃炎　假息肉病　放大内镜　图像增强内镜（IEE）　自身免疫性胃炎（AIG）

[1] 总合犬山中央病院消化器内科　〒484-8511 犬山市大字五郎丸字二夕小塚6
E-mail：toshifumi0193ozawa1@mac.com
[2] 福井县立病院病理诊断科

前言

自身免疫性胃炎（autoimmune gastritis，AIG），即所谓的A型胃炎多见于欧美国家，在日本一直以来被认为是罕见的疾病。但在近年来的报道中，也有报道称，以检诊病例为中心，有0.49%～0.76%的患病率，而实际的患病率也高。在健康体检中，除了上消化道X线造影检查以外，内镜检诊也开始在全国普及，这大概也是主要原因之一。比起以贫血详细检查等为契机被发现，以无症状被发现的情况更多，成为诊断契机的内镜表现和血液检查异常表现等也在慢慢变得明确。然而，AIG的诊断标准尚未确定也是实情。

此次，因为笔者等经历了1例在胃内镜检诊中发现的呈假息肉样表现的AIG病例，因此，结合文献考察进行报道。

病例

患者：60多岁，女性。
主诉：胃详细检查为目的。
家族史：无应特殊记录的事项。
既往史：无应特殊记录的事项。
嗜好：饮酒（−），吸烟（−）。
用药史：无。

现病史　在20××年1月的检诊中，接受上消化道内镜检查，被诊断为萎缩性胃炎。由于怀疑是A型胃炎，所以决定进行详细检查。

血液检查结果　除见有轻度脂质异常以外，在外周血、生化学、肿瘤标志物、甲状腺激素

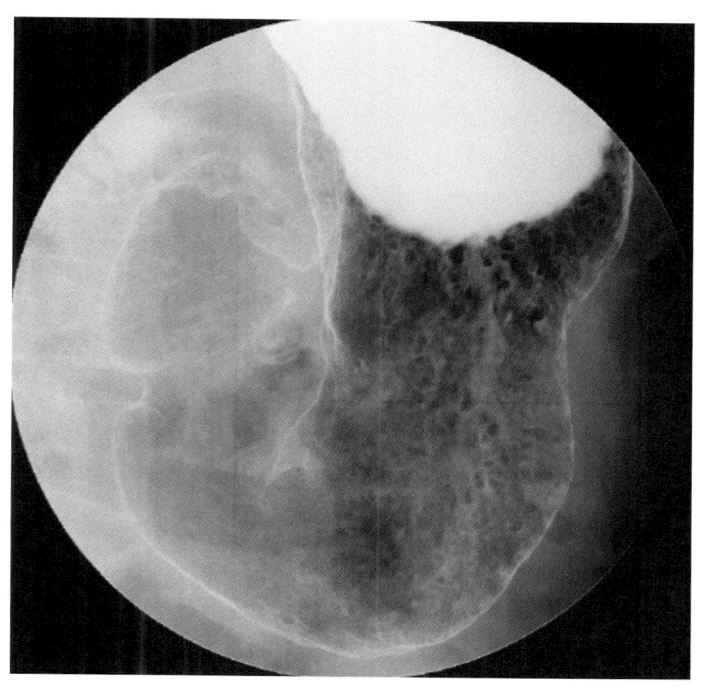

图1 胃X线造影表现。
从胃体部的后壁以大弯为中心3～5 mm的粗大颗粒多发，隆起的升高明显，大小大致均一。胃窦部为光滑的黏膜结构，未见颗粒状变化。

值等方面未见异常。PCA为80倍，血清胃泌素值为4,804 pg/mL；PGⅠ值为12.9 ng/mL以及PGⅠ/Ⅱ比为1.1，显示高度萎缩。关于幽门螺杆菌状态，血清抗体、尿素呼气试验、粪便中抗原、活检组织均呈阴性。

胃X线造影表现 在胃窦部未见颗粒状变化，为光滑的黏膜结构。从胃体部的后壁以大弯为中心3～5 mm的粗大颗粒多发（**图1**）。隆起的升高明显，大小大致均一。另外，在隆起表面没有发现钡的存留，判断为无盆状凹陷。

胃内镜表现 在胃窦部未见萎缩性变化，散在有发红的所谓章鱼疣样糜烂。从胃体部到胃穹隆部观察到明显的树枝状血管透见征，皱襞消失（**图2a**）。当喷洒上色素时，以大弯为中心到前后壁上，大致均一的平坦隆起性病变的存在变得明显，但在小弯侧未能观察到（**图2b，c**）。当在窄带成像（narrow band imaging，NBI）观察中接近粗大颗粒时，可观察到被网状血管包围的点状或短管状花纹，推测是胃底腺残存（**图2d**）。周围黏膜是同样的花纹或者是咖啡豆样的形状，相当于八木分类的B2～B3，但在一部分也发现了带有亮蓝嵴（light blue crest，LBC）的绒毛状或乳头状结构（**图2e**）。在胃体中部大弯处见有发红的8～9 mm的隆起性病变。表面呈颗粒状或乳头状，附着有黏液（**图2f**）。

组织病理学表现 从胃体部黏膜的多发隆起取材施行了活检。从发红的隆起性病变取材的活检结果为小凹上皮的增生比较明显的胃黏膜，部分可观察到肠上皮化生（**图3a**）。在从平坦隆起性病变取材的活检中，发现胃底腺和假幽门腺位于黏膜深部，但整体呈萎缩状态，与小凹上皮的高度比约为1∶1，小凹整体变浅（**图3b**）。以黏膜深层（胃底腺侧）为中心，见有轻度或中度的淋巴细胞浸润（**图3c**），在胃底腺完全观察不到壁细胞，主细胞明显（**图3d**）。未发现内分泌细胞的胞巢状增生（endocrine cell micronest，ECM），虽然追加施行了内分泌细胞标志物的免疫染色，但未能确认ECM。另外，尽管可以观察到黏膜肌层的错综复杂，但没有发现胶原带（collagen band）。

根据以上结果，否定了胶原性胃炎

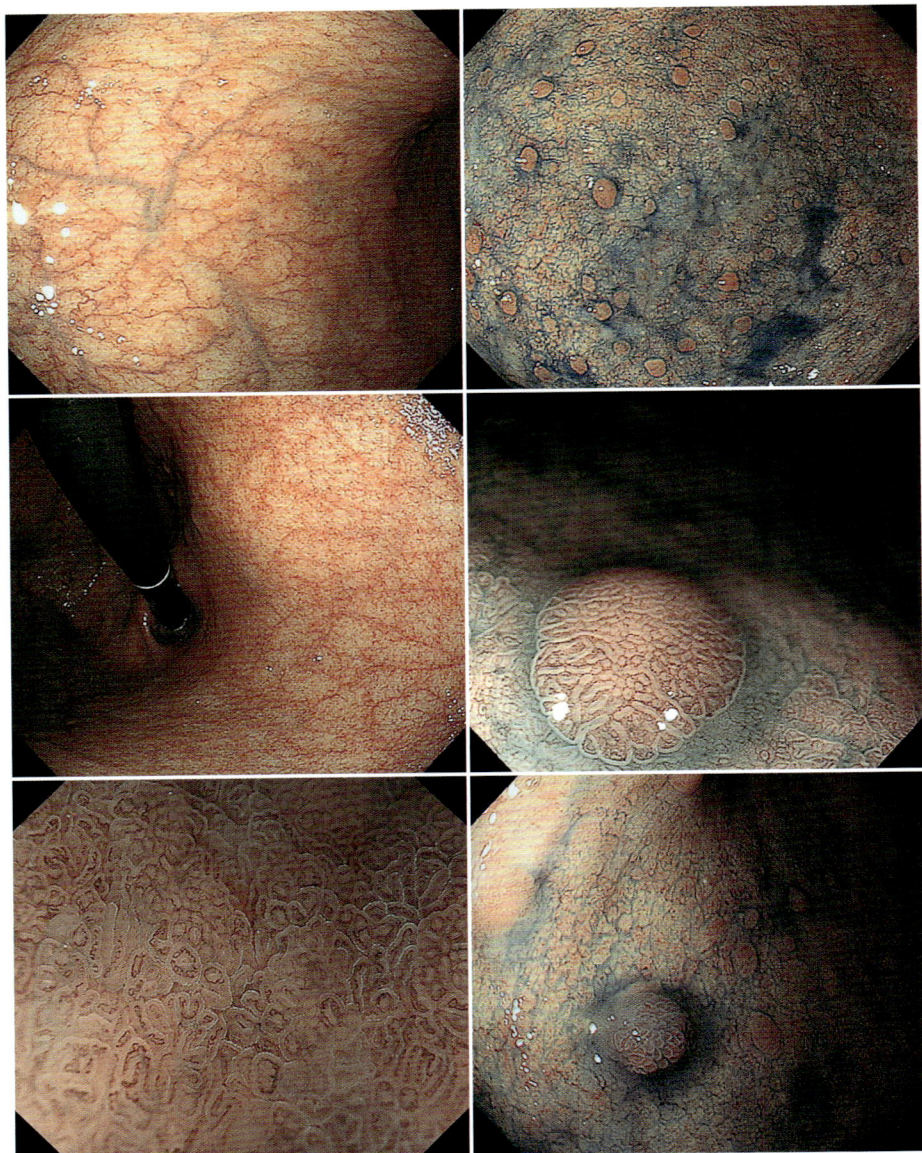

a	b
c	d
e	f

图2 胃内镜表现。

a 从胃体部到胃穹隆部可观察到明显的树枝状血管透见征，皱襞消失。

b 靛胭脂染色像。以大弯为中心到前后壁可观察到大致均一的平坦隆起性病变。

c 在小弯侧未见隆起性病变。

d 隆起性病变的NBI低倍放大像。观察到被网状血管包围的圆形或短管状花纹。

e 隆起周围的NBI放大像。除了圆形或短管状花纹之外，还在一部分观察到伴有亮蓝嵴（light blue crest，LBC）的绒毛状或乳头状结构，呈现出多种多样的表现。

f 在胃体中部大弯处见有一处发红、大小为8～9 mm的隆起性病变。表面呈颗粒状或乳头状，附着有黏液。

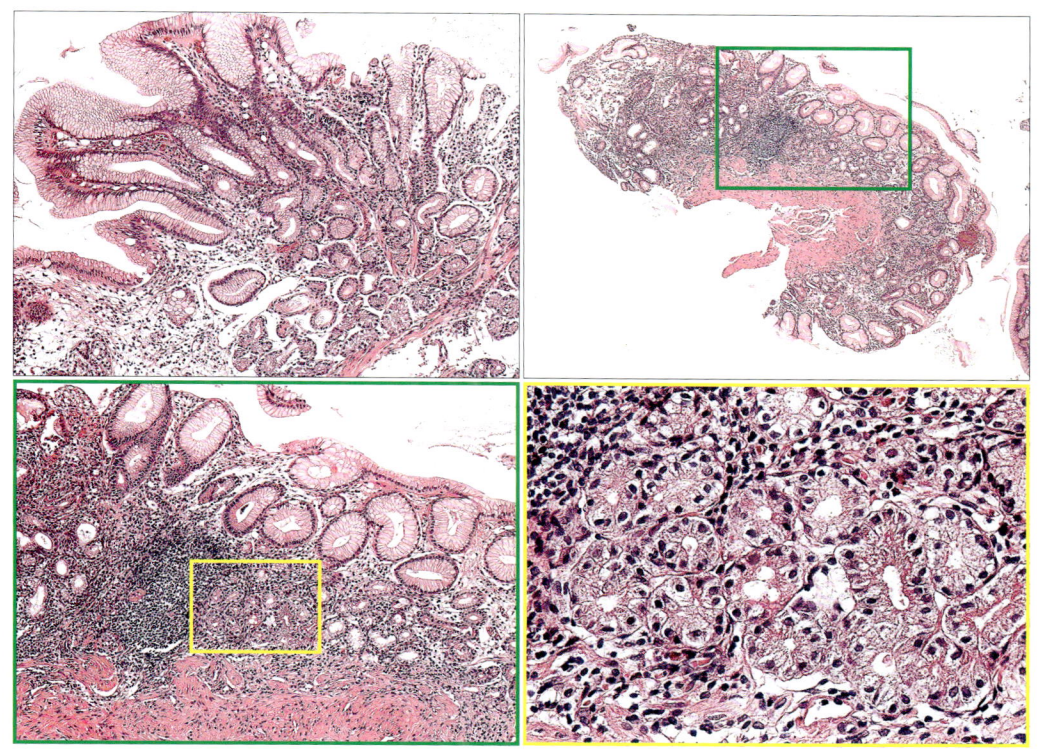

a	b
c	d

图3 组织病理学表现。

a 取材自发红隆起的活检组织病理像。为小凹上皮增生明显的胃黏膜，一部分还可以看到肠上皮化生。

b 取材自平坦隆起性病变的活检组织病理像。胃底腺萎缩，与小凹上皮之间的高度比约为1∶1，整体上小凹变浅。

c b的绿框部放大像。以黏膜深层为中心，见有轻度或中度的淋巴细胞浸润和淋巴滤泡。

d c的黄框部放大像。在胃底腺完全未见壁细胞、主细胞很明显。未见内分泌细胞的胞巢状增生。

（collagenous gastritis），最终诊断为 A 型胃炎。我们的诊断是：该假息肉病的本质是伴有固有胃腺萎缩的小凹上皮的相对增生，而不是多发性类癌或无萎缩的正常上皮的岛状残存。

讨论

近年来，AIG 即所谓的 A 型胃炎再次受到关注，由于其关注度的提高，在一般人口的发现率为 0.49%，比以往被认为的发病率高。门诊患者的 AIG 发病率在诊所为 0.69%，在医院为 0.52%。但是，这种发病率被认为是受检查实施医生的知识和意识的影响。发现的契机大多是由于贫血和 ABC 检诊，但随着认识的加深，在内镜检查中被怀疑为 AIG 而进行详细检查的病例也在增加。

关于 AIG 的内镜表现，在胃体部见有高度的萎缩，而在胃窦部看不到萎缩的所谓的"逆萎缩"模式被认为是典型的。在这里笔者想先多说一句，就是虽然大多数在这个萎缩完成期可被诊断，但如果不是用通过送气使胃体部充分伸展了的图像进行评价，就有可能漏掉。虽然 AIG 的早期内镜表现尚不明确，但也有人认为当使用近年的 NBI 放大观察等图像增强内镜（image enhancement endoscopy，IEE）技术时，可以进行轻微的萎缩判定，可能诊断。

当萎缩发展到中等程度时，由于胃底腺黏

膜呈巢状被破坏，因此可以观察到"相对"保持的黏膜呈息肉状。残存黏膜通过与周围的萎缩黏膜之间的对比，呈现类似于胃底腺息肉的表面结构也是预料之中的。另一方面，当发展到高度萎缩时，血管透见征变得明显，也有观察到肠上皮化生的情况。伴于肠上皮化生的刷状缘在 IEE 中作为 LBC 被观察到。尽管黏膜萎缩程度在常规白光观察中为木村-竹本分类的 O-3，但在通过 IEE 的放大观察中停留在八木分类的 B2～B3 的程度，这与幽门螺杆菌感染引起的胃炎诊断相矛盾，也有这一点不是 AIG 的特征的观点。另外，当在 AIG 加上幽门螺杆菌感染导致的萎缩时，与通常的 B 型胃炎之间的鉴别就会变得困难，失去怀疑为 AIG 的机会也就不用说了。

在 AIG 可观察到的扁平息肉的鉴别中，可以举出以下几种：①神经内分泌肿瘤（neuroendocrine tumor, NET）；②增生性息肉；③胃底腺无萎缩，或轻度的残存黏膜；④胶原性胃炎。特别是在见于小弯侧的情况下，很有可能是残存黏膜。在 NET 的情况下，是作为黄白色的上皮化肿瘤被观察到，虽然认为在鉴别上不需要进行放大观察，但有必要通过活检提供病理学的支持。正因为存在萎缩程度的差异，希望读者着眼于作为残存黏膜的特征是多发性存在于大弯侧主体，小弯侧为轻度，与 B 型胃炎不同。通过积累在非放大的白光观察中呈明显的血管透见征之前的阶段怀疑为 AIG 并能够随访观察的病例，大概就可以阐明萎缩进展和隆起的成因等本病的自然史。

结语

笔者经历了 1 例呈假息肉状的 A 型胃炎病例。其隆起的本质是小凹上皮的增生，既不是多发性 NET，也不是无萎缩的胃底腺黏膜的岛状残存。

参考文献
[1] 青木利佳, 春藤譲治, 春間賢. 日本におけるA型胃炎の頻度と特徴. Gastroenterol Endosc 59: S881, 2017
[2] 春藤譲治, 青木利佳, 岡久稔也. 開業医の立場から見たA型胃炎の診断と問題点について. Gastroenterol Endosc 60: 1957, 2018
[3] 八木一芳, 味岡洋一. 慢性胃炎の拡大内視鏡像. 胃の拡大内視鏡診断. 医学書院, pp 17-30, 2010
[4] Strickland RG, Mackay IR. A reappraisal of the nature and significance of chronic atrophic gastritis. Am J Dig Dis 18: 426-440, 1973
[5] Yagi K, Nakamura A, Sekine A, et al. Features of the atrophic corpus mucosa in three cases of autoimmune gastritis revealed by magnifying endoscopy. Case Rep Med 2012:368160, 2012
[6] 池田知純, 瀬上一誠, 原雅文, 他. 胃カルチノイドを合併し"pseudopolyposis"様所見を呈したA型胃炎の1例. Gastroenterol Endosc 24:1923-1935, 1982
[7] Okano A, Takakuwa H, Matsubayashi Y. Parietal-cell hyperplasia mimicking sporadic fundic gland polyps in the atrophic mucosa of autoimmune gastritis. Gastrointest Endosc 66:394-395, 2007
[8] 今村祐志. A型胃炎（自己免疫性胃炎）の診断. Gastroenterol Endosc 60:1444-1449, 2018
[9] 丸山保彦, 景岡正信, 大畠昭彦, 他. A型胃炎の診断. 胃と腸 51:77-86, 2016
[10] 丸山保彦, 吉井重人, 景岡正信, 他. A型胃炎. 胃と腸 53: 1516-1521, 2018
[11] 新宅雅子, 西上隆之, 徳原満雄, 他. 多発性扁平隆起像を呈したA型胃炎の1例. Gastroenterol Endosc 58:1331-1336, 2016

Summary

Autoimmune Gastritis Mimicking Gastric Pseudopolyposis, Report of a Case

Toshifumi Ozawa[1], Yasuharu Kaizaki[2], Kyosuke Miura[1], Hirokazu Shirai, Takayuki Nakagawa, Masaya Saito

A female in her 60s was admitted to our department for further examination of atrophic gastritis. Her antiparietal cell antibody level was 80 times the normal level, and her serum gastrin level was 4,804pg/ml. Her pepsinogen (PG)-I level was 12.9ng/ml, and the PG-I/PG-II ratio was 1.1, suggesting severe atrophy. Gastrography showed numerous polypoid lesions of the gastric body and fornix. Gastroscopy showed severely atrophic mucosa (Kimura-Takemoto Classification: O-3) at the gastric body and fornix, except for the antrum. After spraying indigo carmine dye, we noted numerous flat elevated lesions, which were approximately the same size. NBI-magnifying endoscopy showed round and short-tubular structures on flat elevated lesions. The biopsy specimens of the elevated lesions revealed atrophic proper gastric glands and totally extinguished parietal cells. Endocrine micronest has not been proven despite additional immunostaining. In this patient, pseudopolyposis was caused by hypertrophy of the foveolar epithelium with atrophic proper gastric glands, not NET or collagenous gastritis.

[1] Department of Gastroenterology, Inuyama Central General Hospital, Inuyama, Japan
[2] Department of Pathology, Fukui Prefectural Hospital, Fukui, Japan

早期胃癌研讨会病例

需要与肿瘤性病变相鉴别的直肠黏膜脱垂综合征1例

荻原 久美[1]　　大仁田 贤[2]　　宿轮 三郎[3]
丸山 祐二[4]　　福田 英一郎[5]　　山口 直之[1]
野野下 政昭[6]　　井关 充及[7]　　新野 大介[8]
中尾 一彦[1]

早期胃癌研究会病例（2017年12月度）
[1] 長崎大学病院消化器内科
　〒852-8501 長崎市坂本1丁目7-1
　E-mail：ogihara93@gmail.com
[2] 春回会井上病院消化器内科
[3] 長崎北徳洲会病院消化器内科
[4] 朝倉市医師会病院内科
[5] 福田内科胃腸科
[6] 佐世保共済病院放射線科
[7] 同　病理診断科
[8] 長崎大学病院長崎病理医育成・診断センター

摘要●患者为40多岁的男性。无主诉，一直健康，无特别需记载的既往史。当以健诊为目的施行结肠镜检查时，在直肠下部（Rb区）发现一处20 mm大小的隆起性病变。病变的边界比较清晰，呈侧向发育型肿瘤（laterally spreading tumor, LST）样形态，在放大观察中可观察到椭圆形、直线形的多种形状的小凹（pit），为需要鉴别是肿瘤性病变还是非肿瘤性病变的病变。在从病变部取材的活检中，发现了纤维肌闭塞症（fibromuscular obliteration），显示直肠黏膜脱垂综合征的表现。

关键词　直肠黏膜脱垂综合征　纤维肌闭塞症　侧向发育型肿瘤（LST）　放大内镜表现

前言

直肠黏膜脱垂综合征（mucosal prolapse syndrome, MPS）是由于消化道黏膜的一部分反复脱垂而受到慢性机械性刺激，在其黏膜表面引起隆起性变化和溃疡形成的疾病的总称。此次笔者等经历了1例需要与肿瘤性病变相鉴别的MPS引起的隆起性病变。以包括MPS的放大内镜表现在内的图像表现为中心进行报道。

患者

患者：40多岁，男性。

主诉：健诊异常。

现病史：一直健康。2016年1月，以健诊为目的接受了结肠镜检查，被指出在直肠Rb区有隆起性病变。同年2月，以大肠的详细检查为目的被介绍到本院。另外，虽然无便秘的自觉症状，但有在坐便器上坐15 min左右的习惯。

既往史：无特别记录事项。

初诊时血液生化检查表现：无特别记录事项。

灌肠X线造影像（图1）：下部直肠（Rb区）
在前壁侧发现1处20 mm大小、边界清晰且上升比较陡峭的隆起性病变，边缘部伴有轻度颗

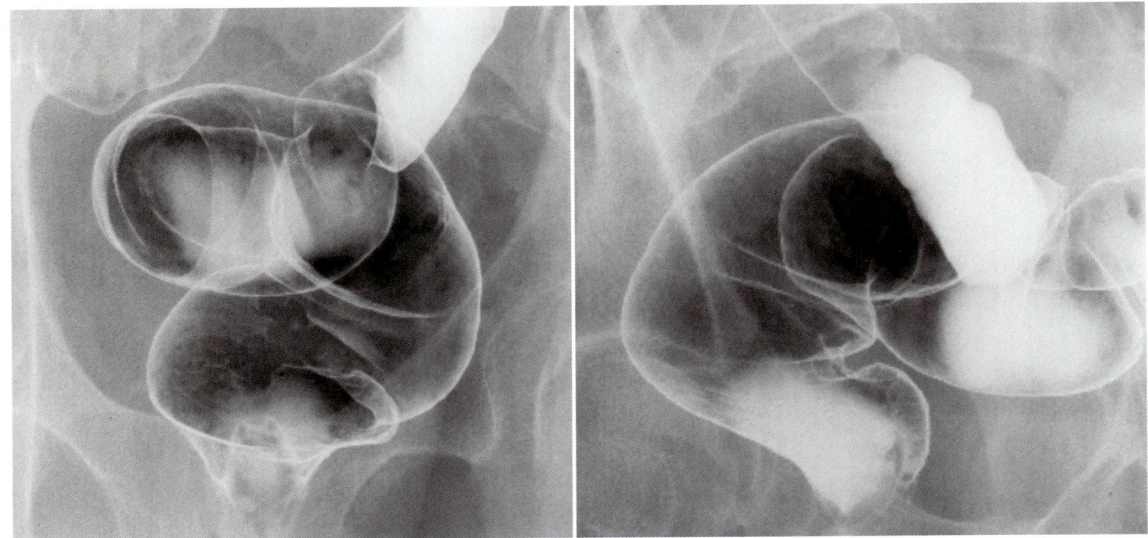

图1 灌肠X线造影表现。
a 正面像（双重造影像）。在从上直肠横襞到近端直肠Rb的前壁侧见有上升比较陡峭、较低矮的20 mm大小的隆起性病变。
b 侧面像（第1斜位）。在侧面像中虽稍有变形，但未见角状变形以上的变形。

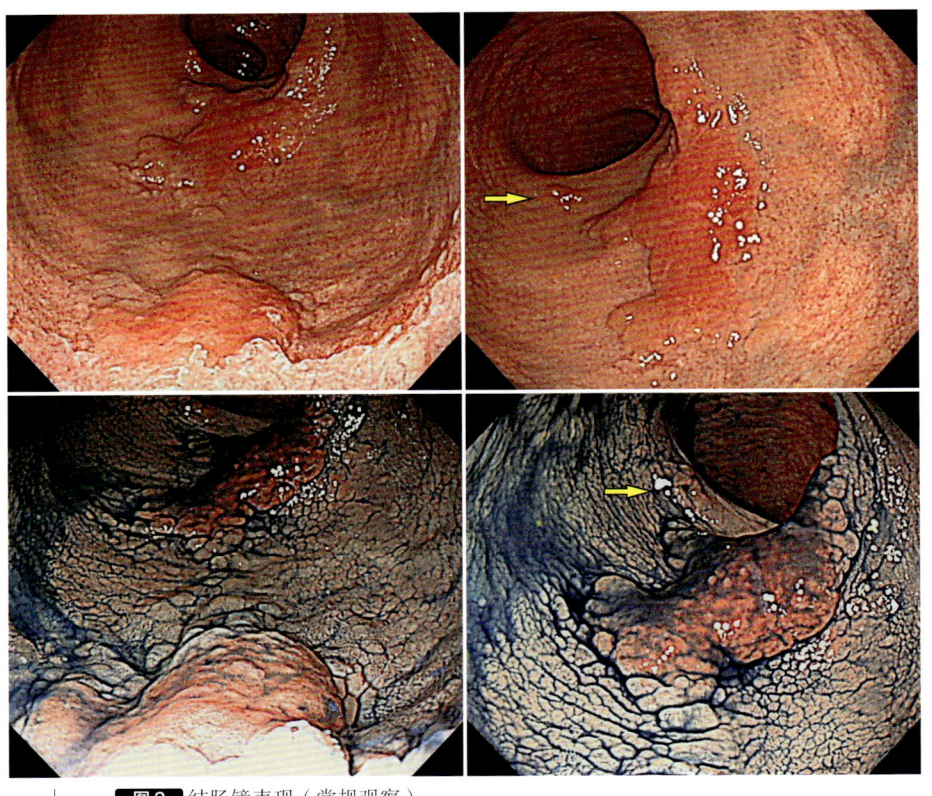

图2 结肠镜表现（常规观察）。
a，b 白光像。在齿状线正上方前壁侧见有1个10 mm大小的平坦隆起性病变，在直肠下部（Rb区）前壁侧见有分别为20 mm大小和3 mm大小（**b**，黄色箭头所指）的2个轻度发红的平坦隆起性病变。
c，d 靛胭脂染色像。病变的边界变得更加清晰，未见周围黏膜的粘连（黄色箭头与**b**相对应）。

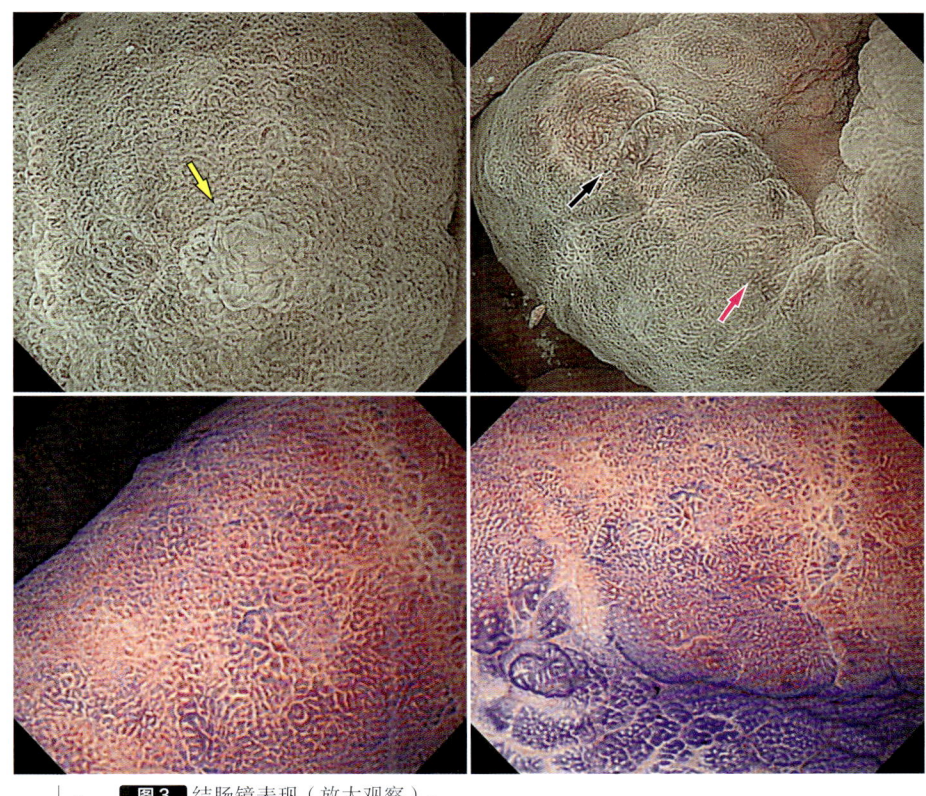

a	b
c	d

图3 结肠镜表现（放大观察）。

a NBI联用放大观察像。病变中心部呈规则的血管模式（regular vessel pattern）和规则的表面模式（regular surface pattern），判断为JNET分类的2A型。在一部分见有菊花样的结构（黄色箭头所指）。

b 在病变的边缘部附近，一部分不能辨识血管模式（vessel pattern），见有类似于周围黏膜的白色斑点（红色箭头所指）和黑色斑点（黑色箭头所指）。

c 结晶紫染色放大像。在隆起的中心部见有圆形−管状、一部分伴有分支的小凹（pit），判断为Ⅲ$_L$~Ⅲ型类似的小凹模式（pit pattern）。

d 在边缘部，见有从背景的Ⅰ型pit平缓连续的Ⅲ$_L$~Ⅲ型类似的pit。另外，通过染色在病变内部在长轴方向龟裂样的凹陷被增强，可被辨识。

粒状变化（**图1a**）。病变的一部分位于上直肠横襞上，伸展良好，是根据空气量大小从广基性变化为芋虫状的柔软病变。在侧面像中有微小的变形，但没有发现角状变形以上的变形（**图1b**）。

白光像和靛胭脂染色像（图2） 在齿状线正上方前壁侧发现1个10mm大小的平坦隆起性病变，在直肠下部（Rb区）前壁侧发现分别为20mm大小和3mm大小的2个轻度发红的平坦隆起性病变。主病变是Rb区的20mm大小的0-Ⅱa型病变，与灌肠造影表现相同，是根据空气量大小从广基性变化为芋虫状的比较柔软的病变。

窄带成像（narrow band imaging，NBI）联用放大观察像（图3a，b） 病变部的血管模式（vessel pattern）可辨识，尽管大致均一，但与周围的背景黏膜相比时，呈现出略微扩张的血管模式。表面模式（surface pattern）除了见有伴局部性开大的开口部的菊花状结构外，整体上呈整齐的管状结构，在病变的边界附近可观察到类似于周围黏膜的白色斑点及黑色斑点。根据以上结果判断，病变整体上为规则的血管模式（regular vessel pattern）和规则的表面模式（regular surface

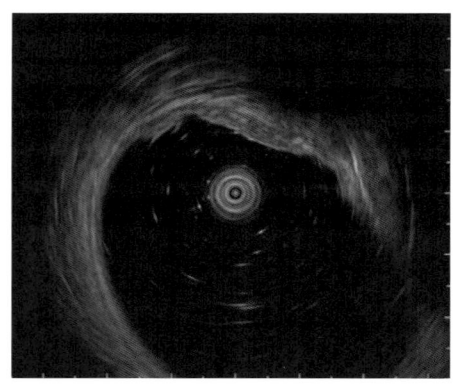

图4 下消化道EUS表现（使用20 MHz细径探头）。在主病变中心部，第2层至第3层边界不清，见有低回声区的增厚。

pattern），为JNET分类的2A型。

结晶紫染色放大观察像 在隆起的中心部见有圆形 - 管状、一部分伴有分支的pit，判断为类似Ⅲ$_L$~Ⅲ$_S$型的小凹模式（pit pattern）（图3c）。但是，在隆起的边缘部，上述pit从背景的Ⅰ型pit开始平缓地连续，提示了非肿瘤性病变的可能性。另外，在病变内部，与周围黏膜相比较，发现染色性降低，在长轴方向龟裂样的凹陷被增强，可被辨识（图3d）。

从以上的表现乍一看也像是腺瘤样，但因为背景黏膜和表面结构也类似，血管形态也没有异常，所以认为是非肿瘤。

下消化道超声内镜（endoscopic ultrasonography，EUS）像（图4） 用20 MHz细径探头施行EUS检查时，在主病变中心部，发现第2层至第3层的边界不清晰，见有低回声区的增厚。

活检组织病理像 从主病变取材进行了活检。在组织病理学上，在表层部黏膜固有层见有伴毛细血管的增生、扩张和成纤维细胞和肌细胞的增殖，进而形成深层黏膜固有层的纤维肌闭塞症（fibromuscular obliteration）（图5a，b）。通过免疫染色进行了α平滑肌肌动蛋白（α smooth muscle actin，α-SMA）染色，发现黏膜固有层的平滑肌的增生，纤维肌闭塞症的形成得到证明（图5c）。另外，在对放大内镜检查时发现的菊花状结构部的活检中，发现了腺管的增生及扩张（图5d~f）。

根据以上结果判断为伴于MPS的非肿瘤性隆起性病变，对排便习惯的改善进行了指导，转为随访观察。排便习惯改善后，在第10个月的结肠镜检查中见有隆起的缩小及发红的消退（图6）。

讨论

直肠MPS是在1983年由du Boulay等提出的将孤立性直肠溃疡综合征（solitary ulcer syndrome of the rectum，SUS）和局限性深部囊性结肠炎（localized colitis cystica profunda，CCP）总称的概念。由于消化道黏膜的一部分反复脱垂而引起的慢性机械性刺激，在其黏膜表面引起隆起性变化和溃疡形成。另外，也有在人工肛门造瘘后，由于部分肠管脱垂而形成的情况。

在MPS，由于肛门附近的病变，即使排便后也残留有便意，在厕所里蹲的时间较长，在很多病例中可以看到顽固的憋足气用劲的习惯，而且排便时有时伴有血便、黏液分泌、肛门痛等症状的情况。因此，在诊断时，通过问诊来听取排便习惯的异常［排便时间长（15 min以上）和排便时的憋足气用劲］是很重要的。

作为肉眼分型，一般采用：①平坦型；②隆起型；③溃疡型。好发部位为：①在平坦型，为直肠末端部后壁侧；②在隆起型，为距齿状线3 cm以内的远端直肠的从前壁侧至右壁侧；③在溃疡型，为距齿状线3~17 cm的近端直肠前壁侧。其中隆起型呈广基性 - 亚蒂性的边界不清的芋虫状隆起，呈发红的脑回状 - 绒毛状的表面结构；溃疡型虽然病变的主体是溃疡，但在其边缘多伴有环堤样隆起和黏膜下肿瘤（submucosal tumor，SMT）样的表现，与晚期癌和恶性的SMT之间的鉴别很重要。在活检组织中，被认为是作为黏膜脱垂所引起的慢性刺激的结果而产生的腺管的增生和毛细血管的增生，以及呈从黏膜肌层向黏膜固有层的间质延

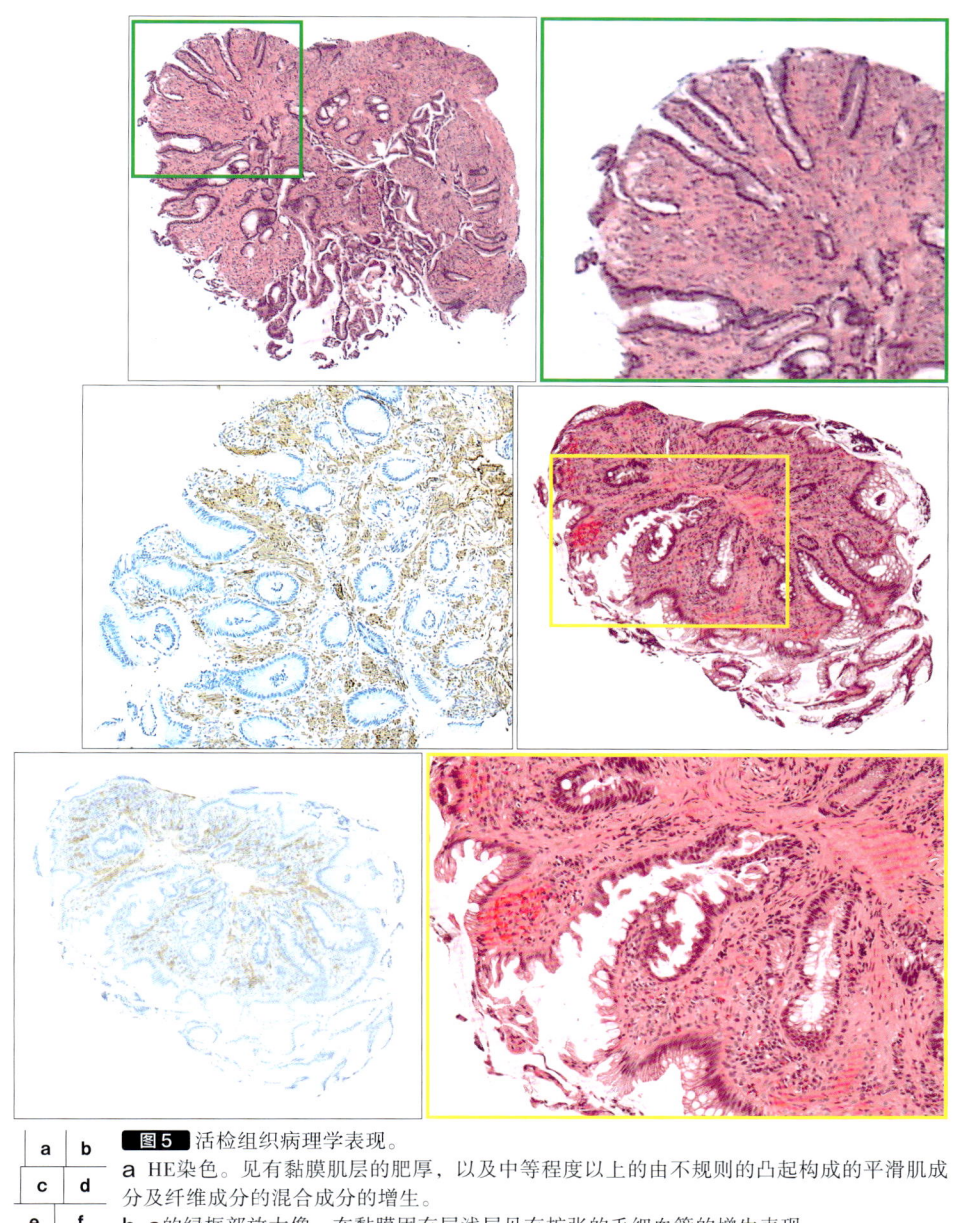

图5 活检组织病理学表现。
a HE染色。见有黏膜肌层的肥厚，以及中等程度以上的由不规则的凸起构成的平滑肌成分及纤维成分的混合成分的增生。
b a的绿框部放大像。在黏膜固有层浅层见有扩张的毛细血管的增生表现。
c α-SMA染色。在黏膜固有层整体见有中等程度以上的平滑肌的增生。
d~f 在放大内镜观察中呈菊花样结构的部位的活检组织病理像。见有黏膜表层的腺管增生。f是d的黄框部放大像。

伸的平滑肌纤维增生的纤维肌闭塞症是特征性的表现。

作为治疗，通过生活指导改善排便习惯是首选。当由机械性刺激在直肠下部引起隆起性病变和溃疡形成时，由于如前述那样排便后便意也不会消失，就会进一步反复憋气用力，陷入使病变愈益恶化的恶性循环，因此在治疗时首先有必要向患者说明，改善憋足气用力排便的习惯是很重要的。在症状迁延的情况下，在隆起型患者，通过直肠固定术治疗直肠内套

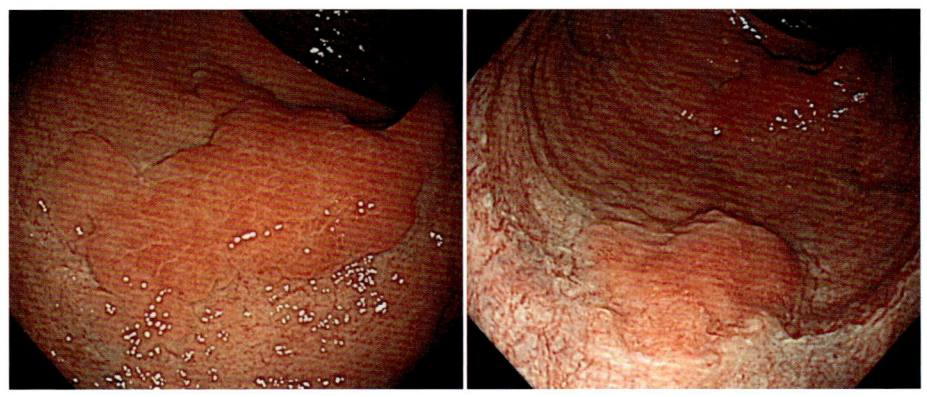

■图6 结肠镜表现（生活习惯改善后第10个月）。直肠Rb的主病变及齿状线正上方的病变，发红现象均轻微改善，边界变得不明显。

叠的外科治疗和经肛门的病变的切除被认为有效；也见有内镜黏膜下层剥离术（endoscopic submucosal dissection，ESD）有效的报道。在溃疡型患者，有时会使用柳氮磺吡啶栓剂和倍他米松栓剂。

在现有的报道中，大多为肉眼分型，尽管也有提及结肠镜检查的白光观察表现的报道，但由于在国内外尚未见有报道提及包括图像增强内镜表现在内的放大内镜表现，所以采用对于各种放大内镜表现的肿瘤性病变的各种分类，进行讨论。

1. 灌肠X线造影及白光观察

作为将本病例诊断为MPS而不是肿瘤性病变的根据，除病变所在部位、形态、变形和伸展性外，重要的还是在作为主体的隆起性病变的口腔侧附近发现了相同形态的小病变，捕捉到了隆起型MPS的初期表现。

2. NBI联用放大内镜表现

如前所述，本病例呈现出以JNET分类2A型为主体的表现，很难与肿瘤性病变相鉴别。在本病例，在病变内部可以辨识稍微扩张的血管，关于这种表现，从与组织病理学表现之间的对比，可以认为是反映了黏膜固有层表层附近的扩张的血管。关于菊花样结构部分，虽然过去没有关于放大观察的报道，但也有可能是MPS的表现之一，今后有必要进一步积累病例。

3. 结晶紫染色放大内镜表现

从Ⅲ$_L$～Ⅲ$_S$型类似的小凹模式有可能误诊为以腺瘤为主体的侧向扩展性肿瘤（laterally spreading tumor，LST），但当着眼于边缘部时，则从背景的Ⅰ型pit逐渐被拉长，呈现Ⅲ$_L$型类似表现这一点，可以诊断为非肿瘤性病变。另外，在病变内部，与周围相比较，见有染色性降低，提示有可能反映出从黏膜肌层到黏膜固有层的由纤维肌闭塞症引起的间质的变化。

结语

在本文中，包括放大内镜表现在内，报道了1例需要与肿瘤性病变相鉴别的MPS隆起性病变。

参考文献

[1] du Boulay CE, Fairbrother J, Isaacson PG. Mucosal prolapse syndrome—a unifying concept for solitary ulcer syndrome and related disorders. J Clin Pathol 36:1264-1268, 1983

[2] Ford MJ, Anderson JR, Gilmour HM, et al. Clinical spectrum of "solitary ulcer" of the rectum. Gastroenterology 84:1533-1540, 1983

[3] 太田玉紀, 味岡洋一, 渡辺英伸. 直腸の粘膜脱症候群―病理の立場から. 胃と腸 25:1301-1311, 1990

[4] Ohta T. Mucosal prolapse syndrome of the rectum: correlation between macroscopic type and location in discussion on its natural history. Acta Medica et Biologica 41:33-43, 1993

[5] 岩下明徳, 原岡誠司, 八尾隆史. cap polyposisと粘膜脱症候群はどう違うのか―病理の立場から. 胃と腸 37:651-660, 2002

[6] 八尾隆史, 恒吉正澄. 大腸：非腫瘍性ポリープⅣ―粘膜脱症候群. 中村眞一（編）. 消化管病理標本の読み方, 改訂第2

[7] 辻剛俊, 大谷節哉, 青木隼人, 他. 直腸粘膜脱症候群に対して内視鏡的粘膜下層剝離術が有効であった2症例. Gastroenterol Endosc 55:250-256, 2013

Summary

Elevated Lesions of Mucosal Prolapse Syndrome Observed Using Magnifying Endoscopy, Report of a Case

Kumi Ogihara[1], Ken Ohnita[2],
Saburo Shikuwa[3], Yuji Maruyama[4],
Eiichiro Fukuda[5], Naoyuki Yamaguchi[1],
Masaaki Nonoshita[6], Masachika Iseki[7],
Daisuke Niino[8], Kazuhiko Nakao[1]

A 40-year-old male without any significant medical history visited the hospital for colon cancer screening. The patient had no gastrointestinal symptoms, such as diarrhea, constipation, bloody stool, or abdominal pain. Physical examination and clinical laboratory evaluations resulted in no significant findings. Colonoscopy revealed a flat, elevated lesion in the rectum. The lesion was red in color and appeared to be a tumor spreading laterally. Dilated, round, and partially linear pits were observed in the lesion using magnifying endoscopy with crystal violet staining. The pits gradually resolved to a normal appearance at the margins of the lesion.

Biopsy examination showed no signs of malignancy, and fibromuscular obliteration was observed in the lamina propria. These findings are consistent with MPS (mucosal prolapse syndrome). This patient did not require treatment because he was asymptomatic.

MPS is a benign disease mainly caused by the habit of straining during bowel movements and rectal mucosal prolapse. It is categorized into three subtypes: flat, ulcerative, and polypoid. It is histologically characterized by fibromuscular obliteration of the lamina propria. This condition is relatively common but presents with various patterns. Importantly, MPS can be misdiagnosed as a malignant tumor. The current case was examined with magnifying endoscopy, and we were able to diagnose benign MPS instead of a malignant tumor.

[1] Department of Gastroenterology and Hepatology, Nagasaki University Graduate School of Biomedical Sciences, Nagasaki, Japan
[2] Department of Gastroenterology, Inoue Hospital, Nagasaki, Japan
  Department of Gastroenterology, Nagasakikita Tokushukai Hospital, Nagasaki, Japan
[3] Department of Internal Medicine, Aasakura Medical Association Hospital, Asakura, Japan
[4] Fukuda Naika Ichouka, Sasebo, Japan
[5] Department of Radiology, Sasebo Kyosai Hospital, Sasebo, Japan
[6] Department of Pathology, Sasebo Kyosai Hospital, Sasebo, Japan
[7] Nagasaki Educational and Diagnostic Center of Pathology, Nagasaki
[8] University Graduate School of Biomedical Sciences, Nagasaki, Japan

编辑后记

藏原 晃一　松山赤十字病院胃肠センター

A型胃炎根据其成因也被称为自身免疫性胃炎（autoimmune gastritis, AIG），以胃体部为主的萎缩为特征，呈无酸症和高胃泌素血症。作为引起恶性贫血的疾病，也作为胃神经内分泌细胞肿瘤（neuroendocrine cell tumor, NET）和胃癌发生的温床而广为人知。虽然在日本一直以来被认为是罕见的疾病，但近年来，据报道A型胃炎的发病率占内镜检诊就诊者的0.49%、ABC检诊D组的25%等，判断其发病率与以往的报道相比要高得多。另一方面，其病态和实际状态尚有很多不明确的地方，高胃泌素血症的定义和抗胃壁细胞抗体是否必须为阳性等，还没有确立明确的诊断标准。虽然其内镜表现是以所谓的逆萎缩模式为特征，但AIG的病期的不同、幽门螺杆菌感染的有无等呈多种多样的表现，作为不符合"木村－竹本分类"的胃炎，有可能潜在有不能确定诊断的病例。

本书作为《胃和肠》系列的第一本有关A型胃炎的书，就最近随着幽门螺杆菌胃炎逐渐减少而引起人们关注的A型胃炎提供最新的见解，以贡献于其诊断标准的确立、病变发现诊断水平的提高为目标。本书的策划由小泽、海崎、藏原等3人担任。委托了在自己的工作单位积累A型胃炎病例、精力旺盛地进行学术会议报告和论文发表的各位医生执笔序言、专题论文和札记的写作。

在序言中，春间医生概括和明确解答了关于AIG的疾病概念及诊断的问题。关于疾病概念的历史变迁的记载是重点，AIG和A型胃炎定义的差异也简明地被记述。另外，关于幽门螺杆菌感染和AIG的关联也结合自己的见解进行了论述，总结了AIG诊断的各个问题要点。希望读者在首先熟读本文的基础上，再读专题论文。

作为专题论文，收录了主要由论文作者自身经历的病例的研究构成的7篇论文。考虑到A型胃炎的诊断标准还没有确立，在各论文的开头明确记载了各研究中的诊断标准。

首先，在海崎的论文中，探讨了A型胃炎的组织病理学表现。以确诊病例的9例手术标本和28例活检或内镜切除标本，再加上确定诊断前活检的样本为对象，展示了A型胃炎病例在时间序列上的组织病理学变化。这是1篇通过活检获得A型胃炎早期的诊断线索的论文，希望能有助于确立病理学的诊断标准。

在镰田的论文中，以47例A型胃炎病例为对象，研究了其临床特征。其中在8例（17%）见有自身免疫性疾病的合并，总结了这些病例的临床特征和血液学表现及其发生率，在考虑诊断标准方面也是富有启发性的内容。

在中岛的论文中，以阐明AIG的X线造影表现为目的，分析了由笔者担任代表的"考虑幽门螺杆菌感染的胃癌诊断研究会"相关临床研究机构中收集的22例AIG患者的胃X线造影像。AIG在初期呈类似于幽门螺杆菌感染胃炎的粗糙型的胃体部胃小区像，但随着萎缩的进行，变为呈从鲨鱼皮样到磨玻璃样的胃小区像，胃体部的皱襞消失。希望大家与笔者等所著的书《通过X线和内镜的比较学习的幽门螺杆菌胃炎诊断》一并阅读。

在丸山的论文中，对其所经历的75例AIG患者的内镜表现进行了研究，阐明了在A型胃炎的特征性的表现，即附着黏液、白球征（white globe appearance, WGA）、残存胃底腺黏膜等表现的发生率。关于AIG和非A型开放型萎缩性胃炎之间的内镜鉴别的记载特别富于启发性。希望大家精读。

在八木的论文中，基于其自身经历的病例，对A型胃炎的NBI放大内镜表现进行了研究。论文中提到，与幽门螺杆菌胃炎不同，A型胃炎的特征是稍大型的圆形–椭圆形的开口部密集地规则性排列的像。期待通过更多病例的进一步的研究。

在佐藤的论文中，就以A型胃炎为背景的胃NET，综述了根据笔者等进行的国内多中心研究获得的最新的见解。虽然是一般被认为预后良好的同一种NET，但基于其有引起淋巴结转移和肝转移的病例，也提到了危险因素。

在八板的论文中，研究了以A型胃炎为背景的胃癌病例的临床病理学特征。在其自身经历的95例A型胃炎中，有20例（23个病变）发现了胃癌的合并，分析了其特征。胃癌合并病例和非合并病例两者之间的背景因素的比较研究特别有意义。

其次，在札记中，分别详述了可能成为A型胃炎诊断的入口的3种模式：内镜检诊（青木等的论文）、胃癌风险分级检诊（ABC检诊）的D组（寺尾等的论文）、幽门螺杆菌除菌疗法的"泥沼除菌"病例（古田等的论文）。这是直接联系检诊和实际临床两方面的内容，希望大家务必熟读。

另外，作为专题病例，收录了《幽门螺杆菌除菌疗法后快速进展的自身免疫性胃炎1例》（角等的论文）和《呈假息肉状的A型胃炎1例》（小泽等的论文）。这些都是在诊断A型胃炎上富于启示的病例，希望读者确认其临床经过和内镜表现。

如上所述，在本书中收录了很多关于A型胃炎的、各有千秋的原著论文，网罗了最新的知识，内容丰富。AIG和A型胃炎的关系，虽然被认为与自身免疫性肝炎和肝硬化的关系类似，但与幽门螺杆菌感染之间的相关性等不明之处还很多，为了阐明其病因、病态和自然史，大概需要积累更多的病例。希望本书能对实际临床中A型胃炎的发现与诊断做出贡献，并成为今后的研究基础。

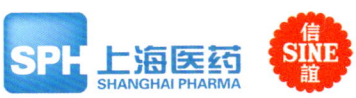

培菲康®
双歧杆菌三联活菌胶囊

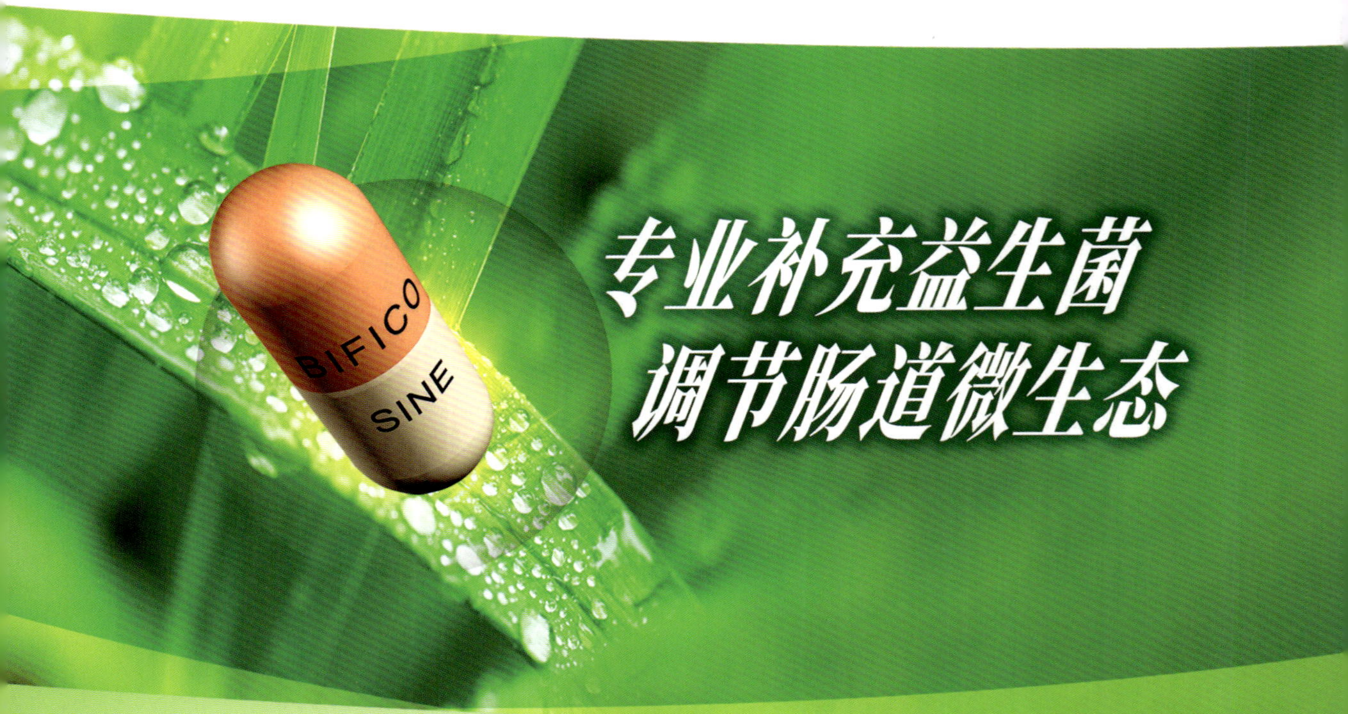

专业补充益生菌
调节肠道微生态

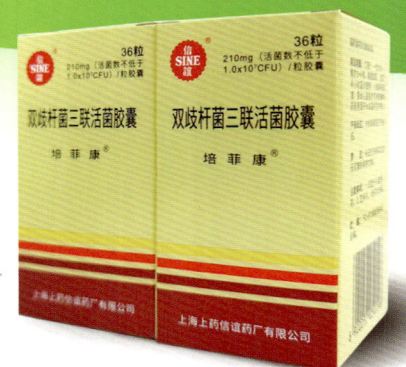

药理作用：口服双歧杆菌、嗜酸乳杆菌、粪肠球菌三联活菌胶囊，三菌联合，直接补充人体正常生理细菌，调整肠道菌群平衡，促进机体对营养物的消化，合成机体所需的维生素，激发机体免疫力。

主治因肠道菌群失调引起的急慢性腹泻、便秘，也可用于治疗中型急性腹泻，慢性腹泻及消化不良、腹胀，以及辅助治疗因肠道菌群失调引起的内毒素血症。

禁　　忌：未进行该项实验且无可靠的参考文献。
不良反应：未发现明显不良反应。

上海上药信谊药厂有限公司

地址：中国(上海)自由贸易试验区新金桥路905号　邮编：201206　电话：021-58995818　国药准字S10950032　沪药广审(文)第250425-10251号　本广告仅供医学、药学专业人士阅读

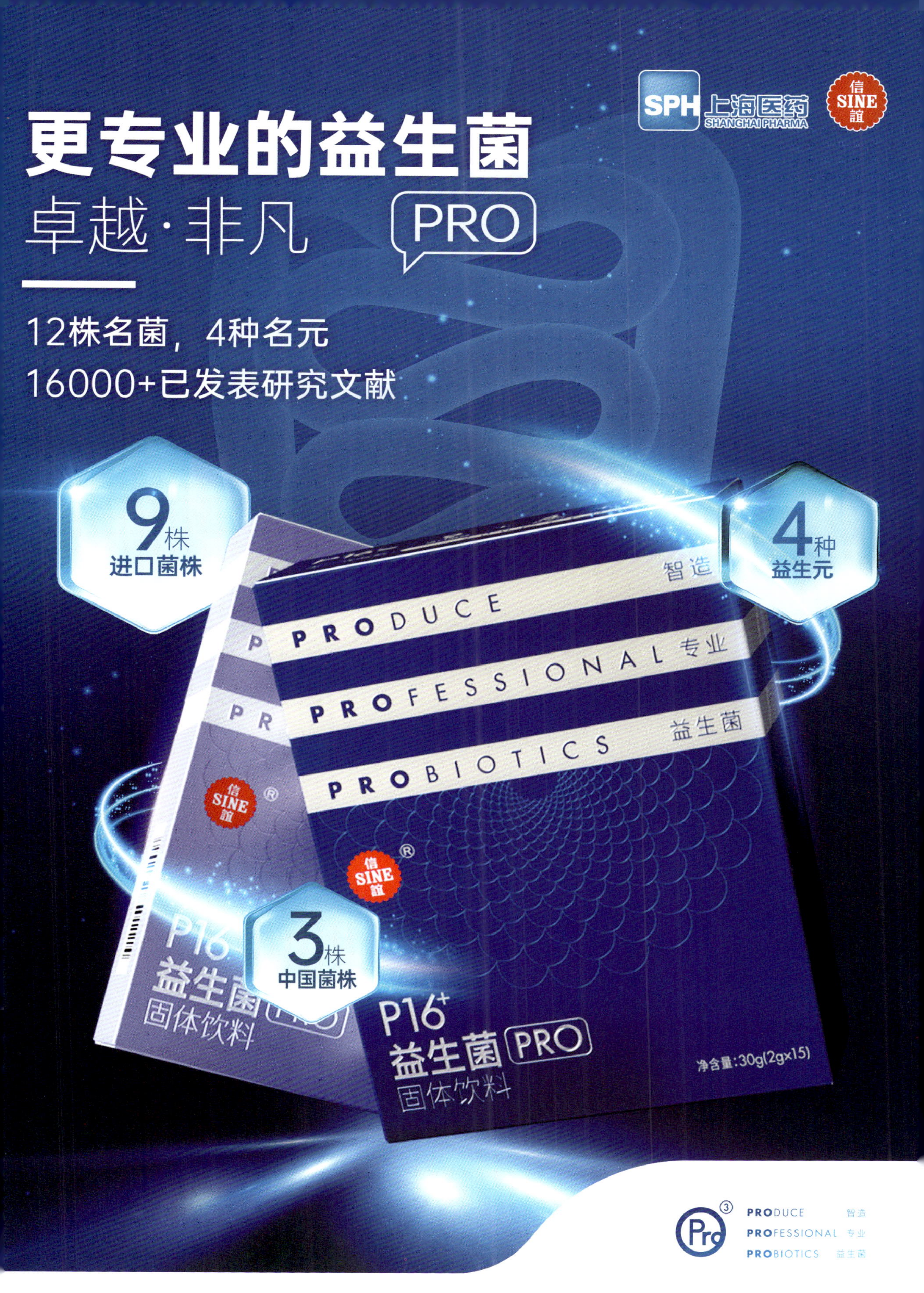

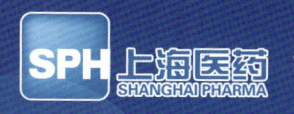

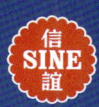

SPH 上海医药 SHANGHAI PHARMA
信 SINE 誼
更专业的益生菌
卓越·非凡
PRO
12株名菌，4种名元
16000+已发表研究文献
9株 进口菌株
4种 益生元
3株 中国菌株
PRODUCE 智造
PROFESSIONAL 专业
PROBIOTICS 益生菌
P16+
益生菌 PRO
固体饮料
净含量:30g(2g×15)
PRODUCE 智造
PROFESSIONAL 专业
PROBIOTICS 益生菌

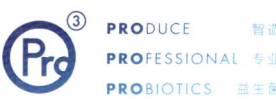

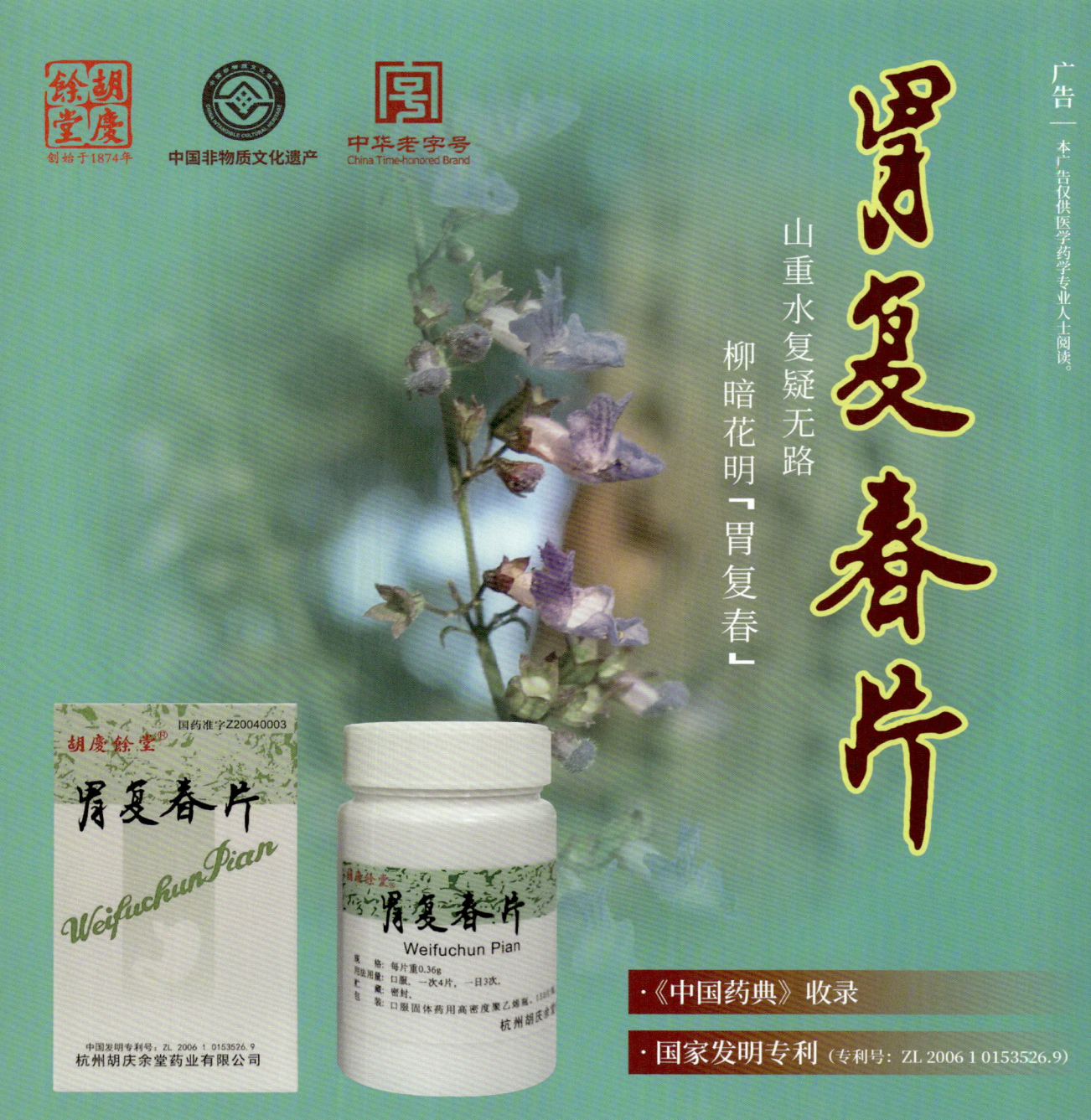